理学療法NAVI

エキスパート直伝
# 運動器の機能破綻は
# こう診てこう治す

▶ Web動画付

福井 勉 編
文京学院大学・副学長

New
Approach for
Various
Issues

医学書院

〈理学療法 NAVI〉

**エキスパート直伝　運動器の機能破綻はこう診てこう治す**

発　　行　2019 年 6 月 1 日　第 1 版第 1 刷ⓒ
　　　　　2021 年 2 月 15 日　第 1 版第 2 刷

編　　集　福井　勉

発行者　　株式会社　医学書院
　　　　　代表取締役　金原　俊
　　　　　〒113-8719　東京都文京区本郷 1-28-23
　　　　　電話　03-3817-5600(社内案内)

印刷・製本　三美印刷

本書の複製権・翻訳権・上映権・譲渡権・貸与権・公衆送信権(送信可能化権を含む)は株式会社医学書院が保有します.

ISBN978-4-260-03835-5

本書を無断で複製する行為(複写, スキャン, デジタルデータ化など)は, 「私的使用のための複製」など著作権法上の限られた例外を除き禁じられています. 大学, 病院, 診療所, 企業などにおいて, 業務上使用する目的(診療, 研究活動を含む)で上記の行為を行うことは, その使用範囲が内部的であっても, 私的使用には該当せず, 違法です. また私的使用に該当する場合であっても, 代行業者等の第三者に依頼して上記の行為を行うことは違法となります.

JCOPY 〈出版者著作権管理機構　委託出版物〉
本書の無断複製は著作権法上での例外を除き禁じられています. 複製される場合は, そのつど事前に, 出版者著作権管理機構(電話 03-5244-5088, FAX 03-5244-5089, info@jcopy.or.jp)の許諾を得てください.

＊「理学療法 NAVI」は株式会社医学書院の登録商標です.

**執筆者一覧**（執筆順）

| | |
|---|---|
| 湯田健二 | 海老名総合病院リハビリテーション科・科長 |
| 奥村晃司 | 川嶌整形外科病院リハビリテーション部病院リハビリテーション科・科長 |
| 常盤直孝 | フィジカルケア宮崎・代表 |
| 村木孝行 | 東北大学病院リハビリテーション部・副技師長 |
| 千葉慎一 | ウェルケアわきた整形外科・技師長 |
| 小柳磨毅 | 大阪電気通信大学医療健康科学部教授・理学療法学科 |
| 山田英司 | 岡山医療専門職大学 |
| 布施陽子 | 文京学院大学保健医療技術学部助手・理学療法学科 |
| 園部俊晴 | コンディション・ラボ・所長 |
| 藤井保貴 | 阪本病院リハビリテーション部・部長 |
| 福井　勉 | 文京学院大学・副学長 |

## シリーズ刊行にあたって

# 「理学療法 NAVI シリーズ」のねらい
## (New Approach for Various Issues)

　今日，多くの理学療法課程を学ぶ学生が存在し，新人理学療法士もまた急増している．一人ひとりの学生や新人にとってみれば，学ぶべき医学的事項は飛躍的に増加し，膨大化する情報は錯綜している．このような状況においては，真に必要で価値のある基本的な知識と技術の習得が求められる．ここでの NAVI はナビゲーション（航海術）を表しており，情報の大海のなかで座礁することなく海路を拓いてゆくための方略である．

　本「理学療法 NAVI シリーズ」は，理学療法，リハビリテーション医療において，きわめて基本的で不可欠な情報を厳選して示すことで，この世界に踏み出そうとするフロンティアのための水先案内人となることを志向している．

　2016 年 9 月

首都大学東京・教授　網本　和

# はじめに―運動器の機能破綻に立ち向かう

腰を反ると痛い，足の付け根が詰まる，手の指がしびれる……運動器の機能破綻症例は，経験年数の多寡にかかわらず，多くの理学療法士が担当・対応するものです．肩関節挙上動作の際に疼痛があるけれど，単純X線像では異常所見がみられない，または，異常所見がみつかったとしても，臨床症状とのずれがある――すなわち，骨構造には破綻がみられないものの，機能破綻(障害)が生じている状態です．

検査画像では異常がなくとも患者を悩ませるこれらの機能破綻を詳細に評価していくと，「正常に動いていない」ということは明確になります．しかし「正常運動」とは，どのようなことを指すのでしょうか．

「機能破綻」という言葉は多くの事柄を含んでいるため，理学療法士が評価できることには限界があります．例えば筋作用のタイミングなどの評価は適切なものがないのが現状であり，機能破綻が生じていることを論理的に追究するには難しさがあります．しかしここにこそ，運動器のエキスパートとしての理学療法士ならではの視点・思考を活かすことができる醍醐味があるのです．

骨折後に松葉杖歩行をするのは，骨に対する免荷のためであり，松葉杖を使わなくてはならない原因は明らかに骨折です．ところが，ジャンパー膝の疼痛の原因はジャンプという運動にあります．「ジャンプの機能破綻」ということもできるし，「overuse(過用)」ともいわれる所以ですが，これは練習量という量的なものだけでは語れません．「膝関節伸展機構の使い過ぎは全身運動の結果もたらされた」，と考えるのが妥当ではないでしょうか．

理学療法士が患者の動作を観察する際に，現在観察している動作が疾患の「原因」なのか「結果」なのかを判断することは，治療立案上きわめて重要です．なかでも前者，すなわち運動が原因となると話は少し難しくなります．なぜなら原因である運動の要素を見極めるためには，動作の良好な変化こそがアウトカムになるからです．徒手筋力テストでは筋力，関節可動域評価では関節可動域の評価が可能ですが，この評価項目単独では，「筋力低下に対する筋力強化」，「関節可動域制限に対する関節可動域運動」という発想になってしまいます．これでは因果律が狭いのです．外傷や手術後の理学療法では個別評価が重要になりますが，運動自体が原因の場合には頭を切り替える必要があります．

例えば，変形性膝関節症における大腿筋膜張筋の高い筋緊張は多くの患者に共通してみられる所見ですが，この筋緊張は変形性膝関節症の「原因」，「結果」どちらなのでしょうか．メカニカルストレスの経時的変化がもたらす変形，疼痛，筋力低下，関節可動域制限など膝周囲の問題は原因，結果どちらによるものなのかを追究する必要があり，安易に結果に対してアプローチすべきではない場合もあるのです．

前述の「構造破綻」と「機能破綻」の関係には，動作をどのように評価に取り込むのかという大命題が隠されています．つまり動作自体の原因に踏み込まざるを得ないときがあるのです．しかし昨今の理学療法の現場において，こうした機能破綻症例に対し，理学療法士は適切な，そして戦略的・効果的なアプローチを実践できているでしょうか？　漫然と当たり障りのない理学療法を行い，「効果がない」と嘆いていないでしょうか？

理学療法士が十分な動作観察のスタンダードテクニックをもち合わせていない今，治療のストラテジー(戦略)を立てる方法のヒントはその道のエキスパートが有しています．本書では，

各エキスパートに機能破綻に対する傑出したアイデアを披露していただき，読者の皆さんが臨床上の難問に取り組むヒントになればよいと考えています．同時に，執筆者がそのように考えるに至ったプロセスを学ぶことが，読者の皆さんの大きな動機づけになることも期待しています．

　それでは理学療法士がよく遭遇するさまざまな機能破綻に立ち向かうための，エキスパートたちのストラテジーをみていくことにしましょう．

　2019 年 5 月

福井　勉

## 目次

**1** 足の付け根が詰まる　股関節屈曲時の impingement の改善 ………………………… 湯田健二　1

**2** 骨盤側方 sway を大きくする　股関節症における治療効果を判定する重要な症候 …… 奥村晃司　15

**3** 手の指がしびれる　機能障害の特定と筋緊張の改善 ………………………………… 常盤直孝　33

**4** 肩の前側がゆるい　肩関節前方不安定症のコントロール …………………………… 村木孝行　47

**5** 体幹が硬い，弱いと肩関節を痛めやすい　体幹から図る肩関節安定化 …………… 千葉慎一　59

**6** 膝が不安定　膝前十字靭帯再建術後の不安定性予防 ………………………………… 小柳磨毅　75

**7** 歩くと膝が痛い　高齢者の膝関節の疼痛コントロール ……………………………… 山田英司　91

**8** 尿失禁と腰痛に悩む産後女性　インナーユニットの機能破綻への対応 …………… 布施陽子　103

**9** 歩くと痛い　足底筋膜とアキレス腱の歩行時痛とそのコントロール ……………… 園部俊晴　123

**10** 座ると傾く　座位不安定の改善 ………………………………………………………… 藤井保貴　135

**11** 腰を反ると痛い　伸展時の腰痛の改善 ………………………………………………… 福井　勉　157

---

- 本書には，付録 Web 動画と関連する箇所に ▶ と動画番号を示してあります．付録 Web 動画は，PC，タブレット，スマートフォンなどでご覧いただけます（フィーチャーフォンには対応しておりません）．QR コード，URL からアクセスしてください．
- 動画を再生する際の通信料（パケット通信料）はお客様のご負担となります．高額のパケット通信料が発生しても，当社では責任を負いかねますのであらかじめご了承ください．
- 配信される動画はお客様への予告なしに変更・修正が行われることがあります．また，予告なしに配信を停止することもありますのでご了承ください．
- 動画は書籍の付録のため，ユーザーサポートの対象外とさせていただいております．ご了承ください．

# 略語一覧

## A
**ACL** anterior cruciate ligament（膝前十字靱帯）
**ADT** anterior drawer test
**ATP** adenosine triphosphate（アデノシン三リン酸）

## C
**CE角** center edge
**CKC** closed kinetic chain（荷重位の運動）

## D・F
**DIP関節** distal interphalangeal joint
**FADIR** flexion–adduction–internal rotation
**FAI** femoroacetabular impingement（大腿骨寛骨臼インピンジメント）

## G・H
**GC** gastrocnemius（下腿三頭筋）
**HFP** head forward position
**HHD** heel height difference
**HM** hamstrings（ハムストリングス）
**HR** heel raise（踵離地）

## I・L
**IC** initial contact（初期接地）
**LPP** loose–packed position（最も弛緩する肢位）
**LR** lording response（荷重応答期）

## M
**MCL** medial collateral ligament（内側側副靱帯）
**MMT** manual muscle testing（徒手筋力テスト）
**MP関節** metacarpal phalangeal joint/metatarsophalangeal joint
**MRI** magnetic resonance imaging
**Mst** mid stance（立脚中期）

## O・P
**OKC** open kinetic chain（非荷重位の運動）
**PCL** posterior cruciate ligament（後十字靱帯）
**PIP関節** proximal interphalangeal joint
**Psw** pre swing（前遊脚期）

## Q
**QF** quadriceps femoris（大腿四頭筋）
**QOL** quality of life（生活の質）

## R・S
**RLLR** resistive lateral leg reach
**SEBT** star excursion balance test
**STJ** subtalar joint（距骨下関節）

## T
**TA** tibialis anterior（前脛骨筋）
**TO** toe off（爪先離地）
**Tst** terminal stance（立脚終期）

# 1

## 足の付け根が詰まる

### 股関節屈曲時の impingement の改善

湯田健二

# 1

# 足の付け根が詰まる

## 股関節屈曲時の impingement の改善

## 「股関節屈曲時に impingement が出現する」という症候

　　股関節を屈曲させるときに「足の付け根が詰まる感じがする（＝impingement）」という訴えは臨床上よく聞かれ，理学療法士もその現象を改善するために難渋するケースは少なくないのではないでしょうか？　股関節屈曲時に impingement が発生する要因はさまざまであり，その要因を解明し改善を図らなければその症候は痛みを引き起こし，股関節を屈曲させることに恐怖をおぼえるなど，心因的な問題に発展してしまう可能性もあります．

　　本症候が出現する背景には，後に述べる大腿骨寛骨臼 impingement（FAI）のような構造的な要因と，不安定性や可動性の低下などから引き起こされる機能的な要因が考えられます．まず，機能的な要因を考えるためには股関節屈曲運動についての理解を深める必要があります．

## 機能解剖

　　股関節屈曲運動は，大腿骨頭と寛骨臼月状面との間の軸回旋（スピン）として起こると考えることができます[1]．図1-1 は寛骨に対し大腿骨を矢状面のみの動きで屈曲させたものです．この状態では，おおよそ屈曲 90° 付近で寛骨臼縁と大腿骨頸部に impingement が発生しており，これでは軸回旋は実現しません．前方の impingement を回避させ，関節が適合したうえで軸回旋を実現させるためには，さらに大腿骨の外転と外旋を加える必要があります[2]（図1-2）．また股関節屈曲運動は，骨盤に対する大腿骨の動きと骨盤後方傾斜の両方が含まれる[3]複合的な動きであるため，骨盤固定下では本来ある可動域に達しない可能性があります[4]．

## 構造破綻と機能破綻の関係性

　　理学療法士が患者の訴えに適切に対応するためには，まずその原因が構造的要因な

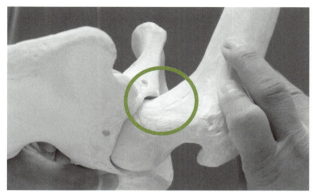

図1-1 骨形態からみた impingement の発生
寛骨に対し大腿骨を矢状面のみの方向で屈曲させたときに生じる寛骨臼縁と大腿骨頸部の impingement

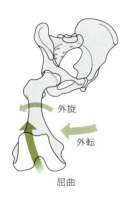

図1-2 軸回旋の実現
屈曲運動に外転・外旋運動を加えることにより関節が適合し，軸回旋が実現する．

のか機能的要因なのかを見極める必要があります．

● **構造的要因**

前述したように，本症候の構造的要因には FAI という病態があります．FAI の特徴的な骨形態として，cam 変形と pincer 変形，あるいは両者の並存が挙げられます[5]（図1-3）．このような構造的要因によって寛骨臼縁と骨頭頸部移行部とが impingement を起こします．

● **機能的要因**

Impingement の機能的要因として，不安定性，可動性，筋スパズムの3つの視点を理解することが重要です．

① **不安定性**

不安定性が起こる原因として，変形性股関節症のような構造的要因が背景に存在することを忘れてはいけませんが，本項では機能的視点に絞って解説します．まず不安定性をみていくうえで，股関節の安定化機構を知る必要があります．

股関節の安定化機構には，骨関節構造，関節内圧，靱帯，筋の寄与が考えられますが，機能的視点で捉えた場合，股関節を安定させるためには骨頭を寛骨臼へ押し付ける求心方向への筋活動が特に必要になります．ここでは代表的な安定化機構を紹介します．

中殿筋は前部，中部，後部と筋線維の走行から分けられますが，後部線維は大腿骨頸部と平行に走行していることから，股関節を圧迫し安定性に寄与していると考えら

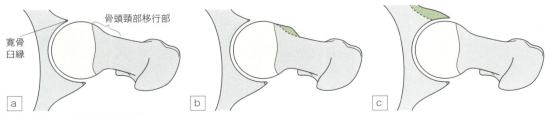

図1-3 FAI の特徴的な骨形態
a：正常股関節，b：cam 変形（骨頭頸部移行部のくびれが減少している，または膨隆した骨形態），c：pincer 変形（寛骨臼縁に突出や過被覆がみられる骨形態）
[藤井政徳：FAI と変形性股関節との関連．関節外科 36：131-134, 2017 より引用・改変]

れます[6]（図 1-4）．また外閉鎖筋と腸腰筋は骨頭を取り巻くように走行しており，それらの筋活動は寛骨臼に対し骨頭を求心方向へ押し付ける作用となると考えられます（図 1-5）．

　これらの安定化機構が破綻することで二関節筋の過剰収縮がみられることがありますが，このような場合，股関節屈曲時に過剰収縮がみられる二関節筋の起始部の挟み込みによる前方 impingement をよく経験します．

　またコアスタビリティの破綻による不安定性も評価・治療には考慮しなくてはなりません．

### ② 可動性

　股関節外転，外旋方向への可動性の低下によって，股関節屈曲時に内転，内旋運動が過度に伴う場合や，股関節屈曲側の骨盤後傾方向への可動性が低下する場合に前方 impingement が引き起こされます．

### ③ 筋スパズム

　筋スパズムは統一した定義がなされているとはいいがたく，理学療法の分野では「痛みなどに起因する局所的で持続的な筋緊張の亢進状態」を示すことが多いため，筋・靱帯などの関節構成体の損傷やストレスは脊髄反射を介して筋スパズムを発生させ得る[7]と考えられます．例えば関節包に伸張ストレスなどが加わると，関節の過剰運動を防ぐために同じ神経支配の筋にスパズムが発生していることは，臨床的に重要な手掛かりとなります．その筋スパズムにより，前方 impingement が引き起こされる場合があることも考慮しなくてはなりません．

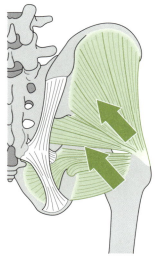

**図 1-4　大腿骨頸部と中殿筋後部線維の走行**
大腿骨頸部と平行して走行している中殿筋後部線維．

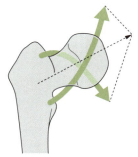

**図 1-5　外閉鎖筋と腸腰筋による活動**
外閉鎖筋，腸腰筋の収縮は，寛骨臼に対して骨頭を求心方向へ押し付けるように作用する．

## エキスパートのストラテジー
## どう評価するか？

### 構造的要因の評価
#### ● 画像診断の評価ポイント
① pincer 変形 FAI

寛骨臼の過剰被覆や後捻により生じる impingement です．CE 角 40°以上または CE 角 30°以上かつ acetabular roof obliquity 0°（図 1-6a）以上または CE 角 25°以上かつ cross-over sign（図 1-6b）陽性とされています[8]．

② cam 変形 FAI

骨頭頸部移行部のくびれが減少，または膨隆した骨形態により生じる impingement です．臼蓋角（α角）（図 1-6c）55°以上が 1 つの指標とされています[8]．

#### ● impingement の確認
① 自動運動での確認

仰臥位にて患者自身に膝を抱えるようにしながら股関節を屈曲してもらいます（図 1-7）．鼠径部に違和感や詰まり感がないか確認します．またその肢位より内外旋方向へ弧を描くような動きが可能か確認し，違和感や弧の動きが滑らかに再現できない部位を確定します．再現できない肢位で impingement を起こしている可能性が高いので，その部位を特定することが重要です．

② 他動運動での確認

筆者は前方 impingement テスト（flexion-adduction rotation）を応用して impingement を確認します．前方 impingement テストは股関節屈曲・内転・内旋位にて impingement を生じさせ疼痛を誘発するテストですが，自動運動での確認と同様に図 1-8 のように弧を描くような動きでどのあたりに impingement があるかを確認します．Impingement がない場合はきれいな弧が描けます．

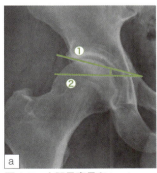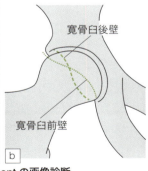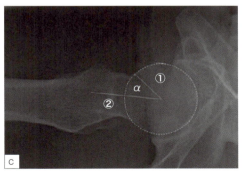

**図 1-6 大腿骨寛骨臼 impingement の画像診断**
a：acetabular roof obliquity．単純 X 線両股関節正面像において，寛骨臼硬化帯の内・外側点を結ぶ線 ① と骨盤水平線 ② のなす角．b：cross-over sign．単純 X 線両股関節正面像において，寛骨臼前壁縁と後壁縁が交差．c：α角．単純 X 線大腿骨頸部側面像において，骨頭径に合わせた円を重ね，骨性膨隆がその円から突出した点と骨頭の中心点とを結ぶ線 ① と，頸部軸 ② とのなす角．

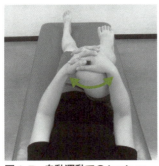
図1-7 自動運動でのimpinge-mentの確認
膝を抱えるようにしながら股関節を屈曲した後に、内外旋方向へ弧を描くような動きが可能か確認する．

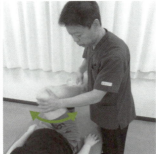
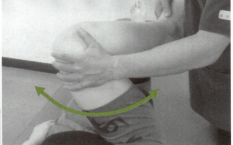
図1-8 前方impingementテストと部位の確認
股関節屈曲・内転・内旋位により前方impingementを確認する．また，弧を描くような動きでどのあたりにimpingementがあるかを確認する．

## 機能的要因の評価

### ●不安定性の評価①：下肢を保持したときの理学療法士の感覚 【最重要】

LPPで下肢を保持し，そこから股関節屈曲伸展方向へ少し動かしてみます（図1-9）．そのときにぐらつき感があるのか抵抗感があるのかを，理学療法士が客観的に評価します．最初は愛護的に下肢を把持し，中枢部より徐々に接触面を減らすようにしながら，把持している手の力をゆるめていきます．下肢のぐらつき感がある場合は股関節の不安定性が示唆されます．また一方で，抵抗感がある場合も股関節の不安定性があるために筋緊張が高まっている可能性があります．そのような場合は，股関節の内転・内旋方向への力が入ることにより抵抗感が強まることが多いです．また一瞬ぐらついた後に抵抗感が高まるようなケースもみられるので，その客観的な感覚を評価指標としてとどめておき，後述する介入後の変化と比較します．客観的な評価のために，筆者は図1-10のようなvisual analogue scaleを使用しています．「0」は不安定感が最も強く，「10」は抵抗感が最も強いことを示し，不安定性がなく協調的に動かせる状態を「5」としています．

### ●不安定性の評価②：頸部アライメント

股関節屈曲の主動作筋であり，コアスタビリティ（体幹）の主要な筋の1つが大腰筋です．大腰筋は頸長筋，頭長筋へと筋膜連結しているため[9]，図1-11のように頭蓋が前方突出しているいわゆるHFPをとっていると，頭蓋移行部の伸展に応じて下位から中位にかけての頸椎が屈曲します[10]．そのため，頸長筋，頭長筋がゆるんでいる可能性があり，それらの筋と筋膜連結している大腰筋がうまく収縮しないことが考えられます．よってHFPをとっていると，大腰筋の収縮が入りにくく股関節の不安定性を感じることがあります．そのため，どのような動作であっても，その動作中や動作の開始肢位においてHFPをとっていないか，頭頸部のアライメントを確認することが重要になります．

### ●不安定性の評価③：コアスタビリティ

コアスタビリティの評価にはさまざまな方法がありますが，筆者は股・膝関節屈曲位（図1-12）のような肢位で，上前腸骨棘より2.5横指程度内側から約3cmの深さで腹横筋を触診し，「尿道と肛門を近づけるようなイメージをしてください」などの口頭

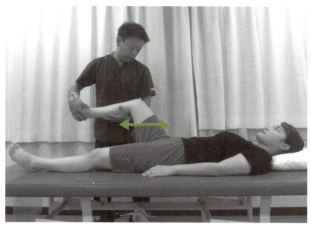

図 1-9　下肢を保持したときの理学療法士の感覚
LPP から股関節屈曲伸展方向へ少し動かしてみたときに，ぐらつき感があるのか抵抗感があるのかを確認する．

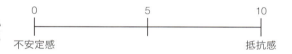

図 1-10　筆者が用いている visual analogue scale
「0」は不安定感が最も強く，「10」は抵抗感が最も強いということを示し，不安定性がなく協調的に動かせる状態を「5」としている．

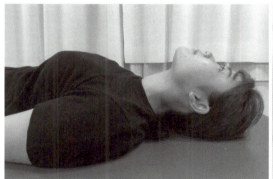

図 1-11　頭蓋が前方突出している HFP

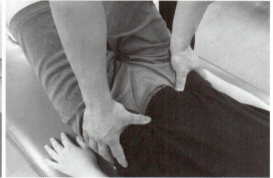

図 1-12　腹横筋の触診
股・膝関節屈曲位の肢位にて，上前腸骨棘より 2.5 横指程度内側から約 3 cm の深さで腹横筋を触診する．

指示を出し骨盤底筋群の収縮を促したうえで，腹横筋の収縮が確認できるか評価します．腹横筋の収縮は，理学療法士の指が頭側へ軽く引き込まれるような感覚により確認することができます．

● 不安定性の評価④：下肢協調運動からみた股関節の不安定性（図 1-13）

　　LPP にて患者の大腿部遠位部後面に手を置き，「膝を伸ばしてください」という口頭指示を出します(図 1-13a)．股関節の安定性が得られていれば，大腿骨は開始肢位の状態を維持しながら，膝関節の伸展運動を行うことが可能となります(図 1-13b)．股関節に不安定性がみられる場合，多くは大腿骨遠位部後面に置かれた理学療法士の手を下方へ押し付けるように股関節の伸展運動を伴わせないと膝関節伸展運動が遂行できません(図 1-13c)．またそのような反応を示す場合，股関節近位部の大腿筋膜張筋や，大腿直筋の収縮を視覚的に確認することができます．

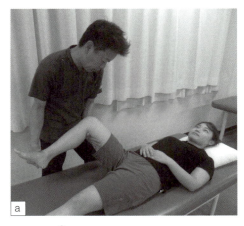

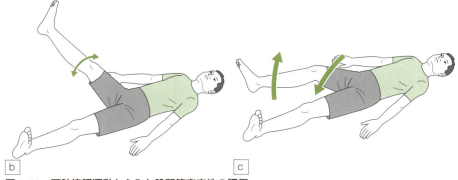

**図1-13 下肢協調運動からみた股関節安定性の評価**
a：LPPにて患者の大腿骨遠位部後面に手を置き,「膝を伸ばしてください」という口頭指示を出す.
b：股関節の安定性が得られていれば, 大腿骨は開始肢位の状態を維持しながら, 膝関節の伸展運動を行うことが可能. c：股関節に不安定性がみられる場合, 股関節の伸展運動を伴わせて膝関節伸展運動を行う.

### ●股関節の可動性の確認

　前述したように股関節屈曲時に過度な内転, 内旋運動が加わると前方のimpingementが引き起こされる可能性があります. そのため内転, 内旋運動が伴う原因を確認する1つの手段として股関節外転, 外旋方向への可動性低下がどのような肢位でみられるか確認します. 最終域の可動性だけではなく初動域から最終域にかけての抵抗感を確認し, 抵抗感を感じ始めた肢位から制限因子を推測していきます.

### ●自動運動による股関節屈曲運動の確認

　臥位にて自動運動による股関節屈曲運動の軌跡を確認します. 膝・下腿の動きを確認することにより, 内外転, 内外旋運動がどのように屈曲運動に伴っているかがわかります(図1-14). 内転, 内旋運動を伴うような場合は, 膝は内側に入り下腿は外反するような動きがみられます. そのときに寛骨を把持し股関節屈曲側の寛骨の後傾運動が出現しているか確認します. また, 患者の腰背部に手を入れて, 股関節屈曲時に腰背部が伸展してこないかを確認することにより, 寛骨の後傾運動が出現しているかを評価できます.

### ● 腰椎の可動性の確認

　座位にて，患者の腸骨稜から坐骨結節に向けて圧をかけながら寛骨を前後傾方向に動かし，腰椎の分節的な運動が出現するか確認します（図1-15）．腰椎が分節的に動く場合，寛骨を後傾方向へ動かしたときに体幹上部の前後方向の位置はほぼ変わらずに，腰背部が下から上に向かって丸まるように分節的に動きます．寛骨を前傾方向へ動かしたときも同様に，体幹上部の前後方向の位置はほぼ変わらずに，腰椎が分節的に伸展してきます．ここで重要なのは，他動的に動かすのではなく患者にもその動きを感じて動いてもらうことです．腰椎の分節的な運動がみられない場合，体幹が一塊となり寛骨の動きに追随し，体幹上部が前後に大きく振られるような動きが確認されます．

### ● 筋スパズム変化の確認

　股関節屈曲30〜65°，外転15°，外旋15°の肢位で関節内圧は最低となるため，関節包が最も弛緩する肢位（LPP）とよばれます[11]．図1-16（▶1-1）のようにLPP肢位をとり，理学療法士は大腿骨頭を寛骨臼に軽く押し付けるイメージで大腿骨の長軸方向へ圧迫を加えその肢位を保持します．その状態で，筋スパズムの変化が確認できれば，

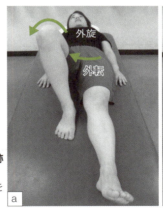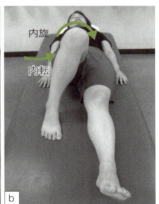

**図1-14　自動運動による股関節屈曲運動の軌跡（下腿の動きの確認）**
a：外転，外旋を伴った屈曲，b：内転，内旋を伴った屈曲

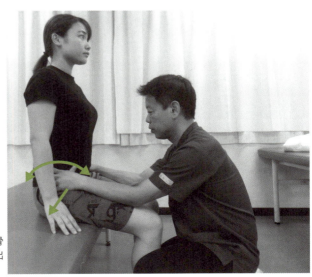

**図1-15　腰椎の可動性確認**
腸骨稜から坐骨結節に向けて圧をかけながら寛骨を前後傾方向に動かし，腰椎の分節的な運動が出現するか確認する．

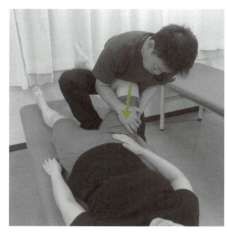

**図 1-16** ▶1-1 **LPP での筋スパズム変化の確認**
LPP にて大腿骨頭を寛骨臼に軽く押し付けるイメージで大腿骨の長軸方向へ圧迫を加え，その肢位を保持して筋スパズムの変化を確認する．

靭帯・関節包へのストレスが原因で前方 impingement が発生していると評価します．

> ✓ **評価のポイント**
> 1. 構造的要因の有無を確認する
> 2. 腰椎の可動性を評価する
> 3. 筋スパズムの有無を確認する
> 4. 不安定性の要因解明をする

 💡**エキスパートからのアドバイス**
機能的な要因の原因解明がなされないと，治療介入へはつながりません．

## エキスパートのストラテジー
## どう治療するか？

### ●脊髄反射を介した筋スパズムの抑制 ─ホ★★★

　前述した図 1-16 のような LPP 肢位をとり，理学療法士は大腿骨頭を寛骨臼に軽く押し付けるイメージで大腿骨の長軸方向へ圧迫を加えてその肢位を保持します．長軸方向への圧迫を腹部で行い両手は大腿近位部に軽く添えます．そのときに股関節周囲の筋を触知し筋スパズムを確認します．筋スパズムは筋の張りとして感じ取ることができます．過度な筋スパズムが発生している筋を愛護的に触知しながらその肢位を保持します．LPP は関節包が最も弛緩している肢位であり，関節包に最もストレスのか

▶1-1
(図 1-16)   LPP での筋スパズム変化の確認
https://igsmov.igaku-shoin.co.jp/undoukinokinou03835/0101
0:50

からない肢位となるため，その状態を維持することで脊髄反射を介した筋スパズムの抑制を図ることができます．

### ●頸部への介入（後頭下筋群の抑制，頸長筋・頭長筋の収縮の促通） 有効 ★

前述した図1-11（⇒7頁）のようなHFPをとっている場合，頸部の伸展筋が過剰に収縮し，頸長筋，頭長筋などの頸部深層の屈筋群が抑制されている可能性があります．図1-17に示したように後頭骨の下に手を置き，下項線と軸椎棘突起の間に示指・中指・環指を垂直に当て頸部伸展筋のリリースを図ります．その後，示指にて環椎後頭関節の位置を触れ，そこを軸に軽く顎を引いてもらいながら後頭骨を理学療法士の手に押し付けるよう指示をします．胸鎖乳突筋や頭半棘筋を触知して頸部伸展筋が収縮しないよう理学療法士が確認しながら収縮を促すことで，頸長筋・頭長筋の収縮を促通することができます．頸長筋・頭長筋は大腰筋と筋膜連結がみられるため，同時に腹部に軽く力が入るような感覚が確認できます．頸部のアライメントが改善され大腰筋の収縮が促されると，股関節の不安定感が改善されることをよく経験します．

### ●関節包内運動の促通 技あり ★★ （図1-18, ▶1-2）

関節包内運動が破綻していると，屈曲時の軸回旋にも問題が生じます．LPPにて理学療法士は大腿骨遠位部を把持し，大腿骨の長軸方向に沿って軽く関節を離開するように引きます．そのとき反対の手は上前腸骨棘を軽く把持して骨盤が動かないことを確認します．手で強く引っ張るというよりは，理学療法士自身の重心を軽く後ろに移動させるような感覚です．その後大腿骨を把持していた手を瞬時に離します．関節内圧は大気圧以下で陰圧であるため，大腿骨が寛骨臼に向かってスッと戻る感覚を得ることができます．数回この動きを繰り返すことで，破綻していた関節包内運動がよく改善されます．

### ●凹凸の法則による前方impingementの改善 有効 ★

さらに関節包内運動を促すために，凹凸の法則に沿って股関節を屈曲させます．大腿骨を軽く遠位に引きながら，大腿骨近位部を押し込むような形で股関節の屈曲運動を他動的に行い前方impingementの改善を図ります（図1-19）．

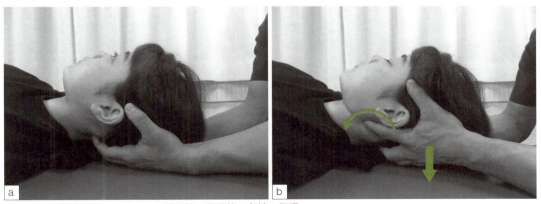

**図1-17 頸部伸展筋のリリースと頸長筋・頭長筋の収縮の促通**
a：後頭骨の下に手を置き，下項線と軸椎棘突起の間に示指・中指・環指を垂直に当て頸部伸展筋のリリースを図る．
b：理学療法士が触れた環椎後頭関節の位置を軸に顎を引いてもらいながら後頭骨を理学療法士の手に押し付けるように指示し，頸長筋・頭長筋の収縮を促通する．

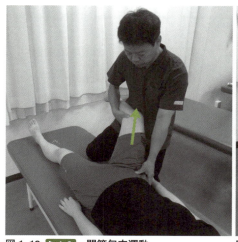
図 1-18 ▶1-2 関節包内運動
LPP にて大腿骨遠位部を把持し大腿骨の長軸方向に沿って軽く関節を離開し，その後大腿骨を把持していた手を瞬時に離す．

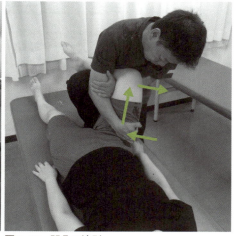
図 1-19 凹凸の法則
大腿骨を軽く遠位に引きながら，大腿骨近位部を押し込むような形で股関節の屈曲運動を他動的に行う．

● 腰椎の分節運動の促通  技あり ★★☆

　座位にて患者の腸骨稜から坐骨結節に向けて圧をかけながら寛骨を前後傾方向に動かします（図 1-15）．前述のように，他動的に動かすのではなく患者にもその動きを感じて動いてもらうことが重要です．上部体幹の位置は変えずに寛骨前後傾を促し，寛骨後傾時には腰椎が分節的に動くように指示し，寛骨前傾時には腰椎が過度な伸展を起こさず分節的に伸展し，体幹が寛骨の上に位置するようなイメージで腰椎の動きを促します．難しい場合は，動く場所を順番に指で触れながら動きのイメージを伝えます．寛骨後傾運動時に腰椎が分節的に動くことが重要です．腰椎の分節的な運動が出現せず上部体幹が前後に大きく振られるような動きがみられる場合は，寛骨ではなく上半身質量中心点付近の胸郭を把持し上部体幹の前後の動きを抑えながら，寛骨の前後傾の動きを促します．

● 外閉鎖筋・腸腰筋の収縮  一本 ★★★

　前述のように（図 1-5, ⇒4 頁），外閉鎖筋と腸腰筋は寛骨臼に対する骨頭の求心力を作り出します．これらの筋を同時に収縮させるために，寛骨臼に骨頭を軽く押し付けながら，股関節の屈曲外旋運動を促します（図 1-20）．患者には股関節近位部を触れてもらい，大腿直筋や大腿筋膜張筋が過度に収縮しないことを確認してもらいます．最初は理学療法士が動きを教えながら，徐々にその動きに追随してもらい，最終的には自動運動ができるように促します．

● 中殿筋後部線維の収縮  技あり ★★☆

　中殿筋後部線維は大腿骨頸部と平行して走行しています．中殿筋後部線維の収縮を促すために図 1-21（▶1-3）のように足底と大転子から股関節に向かって軽く圧をかけ，

▶1-2
（図 1-18）

関節包内運動の促通
https://igsmov.igaku-shoin.co.jp/undoukinokinou03835/0102
0:41

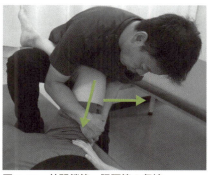
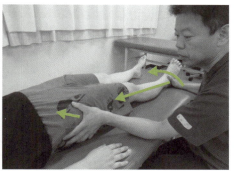

図1-20 外閉鎖筋・腸腰筋の収縮
LPPにて寛骨臼に骨頭を軽く押し付けながら，股関節の屈曲外旋運動を促す．

図1-21 ▶1-3 中殿筋後部線維の収縮
足底と大転子から骨頭に向けて軽く圧迫を加えながら，患者の股関節外旋運動に対し抵抗をかける．

股関節の外旋運動を促します．はじめは理学療法士が外旋運動を促して動きの方向を伝えます．その後自動運動に対し足部外側から軽く抵抗をかけて中殿筋後部線維の収縮を促します．患者には中殿筋後部線維に触れて収縮を感じてもらいます．

● **コアスタビリティの促通** 有効 ★☆☆

前述の図1-12(⇒7頁)のような肢位で腹横筋を触診し，「尿道と肛門を近づけるようなイメージをしてください」などの口頭指示をし，骨盤底筋群の収縮を促します．前述のように腹横筋の収縮は，理学療法士の指が頭側へ軽く引き込まれるような感覚で確認することができます．腹横筋の収縮が確認できたら，患者にはその骨盤底筋群の収縮をイメージしながら股関節屈曲運動をしてもらいます．

> ◎ 治療ポイント
> 1. 過度な筋スパズムを抑制する
> 2. 関節包内運動を促通する
> 3. 股関節の安定化を図る
> 4. 腰椎の分節運動を促通する

 💡エキスパートからのアドバイス
患者の反応とその変化を見極めることが重要です．

📄 文献
1) Neumann DA(著)，嶋田智明，他(監訳)：カラー版 筋骨格系のキネシオロジー，原著第2版．p529，医歯薬出版，2012
2) 建内宏重：股関節の機能解剖と臨床応用．PTジャーナル 46：451-460，2012
3) 竹井 仁，他：MRIによる股関節屈曲運動の解析．理学療法学 29：113-118，2002

▶1-3
(図1-21)

中殿筋後部線維の収縮
https://igsmov.igaku-shoin.co.jp/undoukinokinou03835/0103
⏱ 0:51 🔊

4）小川智美, 他：大腿挙上運動における股関節屈曲と骨盤後傾運動のリズム. 理学療法学 29：119-122, 2002

5）藤井政徳：FAI と変形性股関節症との関連. 関節外科 36：131-134, 2017

6）田中貴広, 他：股関節の運動学. 理学療法 23：1642-1650, 2006

7）山岸茂則：筋スパズム. PT ジャーナル 44：495, 2010

8）小林直実, 他：FAI の診断―理学所見と画像診断. 関節外科 36：159-165, 2017

9）Myers TW（著）, 松下松雄（訳）：アナトミー・トレイン―徒手運動療法のための筋筋膜経線, 第 2 版. pp177-208, 医学書院 2009

10）Neumann DA（著）, 嶋田智明, 他（監訳）：カラー版 筋骨格系のキネシオロジー, 原著第 2 版. p375, 医歯薬出版, 2012

11）整形外科リハビリテーション学会（総編集）, 林 典雄, 他（編）：関節機能解剖学に基づく整形外科運動療法ナビゲーション下肢・体幹. p31, メジカルビュー社, 2008

# 2

## 骨盤側方 sway を大きくする

### 股関節症における治療効果を
### 判定する重要な症候

奥村晃司

# 2

# 骨盤側方 sway を大きくする
## 股関節症における治療効果を判定する重要な症候

## 「骨盤側方 sway が制限される」 という症候

　骨盤は並進 3 自由度，回転 3 自由度の計 6 自由度[1]と可動性が高く，三次元的な運動が可能となることで動作バリエーションを多様化することができます．正常ベースにおける骨盤側方 sway は，立位荷重時において一側下肢へ体重移動した際，主として前額面上での股関節内外転運動に伴う骨盤並進運動と骨盤回転運動(骨盤傾斜運動)の組み合わせで観察される現象であり，動作において重要な骨盤運動の 1 つとなります．

　骨盤側方 sway の異常には，骨盤側方 sway が制限される場合と逆に骨盤側方 sway が過度に生じる場合がありますが，一般的には骨盤側方 sway が制限される場合のほうが多く，その代表的な疾患として変形性股関節症(以下，股関節症)が挙げられます．股関節症では，変形がなく股関節可動域に制限がみられない時期においても関節不安定性から骨盤側方 sway が制限される患者もいます．この場合，不安定性を回避したいがために患者の選択できる動作バリエーションが減少してしまいます．変形が進行すると股関節可動域だけではなく，運動パターンも制限されることがあります．また，隣接関節にも二次的に機能障害が生じることで骨盤側方 sway がさらに制限され，動作バリエーションも減少します．

　骨盤側方 sway の改善を目的とした治療展開では，股関節を安定させた状態で運動方向を増やし，股関節運動パターンの拡大と動作バリエーションを多様化し，骨盤側方 sway を大きく(**図 2-1**)変化させます．股関節の動かしやすさを感じ，股関節運動パターンの拡大と動作バリエーションの多様化から，骨盤側方 sway の拡大という症候[注]は治療効果を判定する重要な症候であると考えます．

---

**注　症候について**[2]
症候学とは，「疾患によって引き起こされるさまざまな現象を観察してその意味を解釈するもの」であり，対象者の示す自覚的な症状(symptom)と，他覚的な徴候(sign)を 1 つの記号(semiosis)として，その意味について解釈を深めていく学問とされています．本項でいう症候とは，変股症患者の制限された骨盤側方の揺れ(sway)を正常ベースと比較し，「なぜ，できないのか？」，「どうすれば，sway を大きくできるのか？」について仮説を立て，それを検証するために適切な評価を選択し治療ベースに展開する症候分析を意味しています．

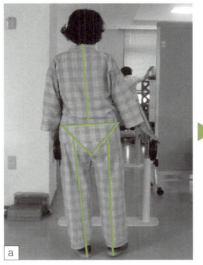 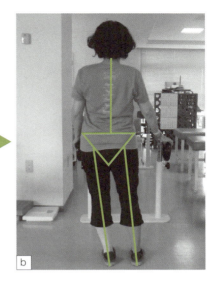

**図 2-1　骨盤側方 sway が制限される症候**
a：治療前，b：治療後
左股関節症患者の治療前後での骨盤側方 sway の変化．a では骨盤左側方 sway 時に左股関節内転・右股関節外転が不十分で，体幹の左側屈が生じている．b では骨盤左側方 sway 時に左股関節内転・右股関節外転が拡大し，体幹は正中位で保持できている．

# 機能解剖

　臼蓋形成不全など，寛骨臼の骨性支持に欠けた構造の場合では，大腿骨頭との求心性が低下し（図2-2），股関節内転運動の際に大腿骨頭には外上方への関節応力がかかりやすい状態となります．これにより股関節周囲の軟部組織には剪断応力などの力学的ストレスが加わり，関節唇損傷や筋機能不全などの機能破綻に至ります．また，過剰応力が長期にわたることで，寛骨臼と大腿骨頭の構造破綻が進行していきます．以下に，骨盤側方 sway の制限となる機能破綻と構造破綻の要因を深く考察していきます．

# 機能破綻と構造破綻の関係性

　股関節症は慢性進行性疾患であり，病態進行による股関節の機能破綻と構造破綻により骨盤側方 sway が制限されるさまざまな要因があると考えられます．以下に病期の進行によって骨盤側方 sway が制限される要因を考察してみます．

● 前股関節症
　寛骨臼と大腿骨の骨構造の変化は明らかではなく，構造破綻はみられないもしくは軽度です．しかし，臼蓋形成不全がある場合には大腿骨頭の臼蓋に対する求心性が低く，正常例と比較して前捻角が大きく頸部が短くなる傾向[3]があります．

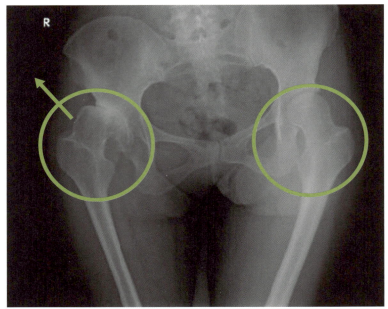

**図 2-2　臼蓋形成不全患者の単純 X 線像**
左股関節と比較し，右寛骨臼の骨性に欠けた構造では，股関節内転運動の際大腿骨頭には外上方への関節応力がかかりやすくなる．

　このように股関節の骨構造に問題がある場合には，股関節周囲の軟部組織の緊張変化，筋の過活動や低下などから機能破綻が生じやすくなります．例えば，骨盤右側方 sway では右股関節は内転位となり寛骨臼蓋に対する大腿骨頭の被覆率は減少します．臼蓋形成不全がある場合には大腿骨頭外上方の被覆が減少し，構造的な安定性を維持することができないため，軟部組織への剪断応力が増大します．また，梨状筋短縮や過活動がある場合には，大腿骨頭を前方または前内側へ移動させる力が働くことで関節唇損傷など股関節周囲への負担が加わり，骨盤側方 sway を制限させる機能破綻につながると考えられます．

● 初期股関節症
　寛骨臼と大腿骨に関節面の不適合や軽度の関節裂隙の狭小化など，部分的な構造破綻がみられます．臼蓋形成不全がある患者では，骨性の被覆不全を代償するように関節唇の幅が増大し，肥厚する[3]とされています．繰り返し運動や動作により関節唇に損傷や断裂が起きること，シーリング機能低下や股関節深層筋機能破綻により不安定性や疼痛が生じることがあります．例えば，関節唇損傷がある場合には，骨盤右側方 sway での右股関節内転位に伴い不安定性や疼痛が生じることで，荷重に対する不安や恐怖心が骨盤側方 sway を制限させる要因となると考えられます．

● 進行期股関節症・末期股関節症
　寛骨臼と大腿骨の構造破綻が著明となります．大腿骨頭の扁平化や外上方化により臼蓋の上外側縁に関節応力が集中し，寛骨臼や大腿骨の骨硬化や骨棘形成に伴う関節面不適合性や関節裂隙狭小化がみられます．これにより股関節周囲筋や軟部組織は機能破綻を生じ，股関節可動性が複雑に制限されることで股関節の運動パターンは多方向で制限されます．例えば，股関節可動性が複雑に制限されることで，体幹側屈や回

旋，骨盤回旋など隣接関節の代償運動を用いた骨盤側方 sway がみられると考えられます．

上記のように股関節症の病態進行によって，寛骨臼と大腿骨の構造破綻や股関節周囲筋など軟部組織の機能破綻によるものなど，骨盤側方 sway が制限される要因はさまざまです．このため，病期に応じて推察される構造破綻と機能破綻の要因を股関節症患者ごとに詳細に評価し，骨盤側方 sway が制限されている原因をみつけだしていくことが大切です．

**エキスパートのストラテジー**

## どう評価するか？

### ● 理学療法士として知っておくべき画像診断の評価ポイント

単純 X 線画像において，股関節の正面像より病期分類を基準に構造学的な特徴を把握していきます．臼蓋形成不全の有無を確認するためには CE 角，sharp 角を計測します．内反股，外反股の有無を確認するため頸体角を計測するなど，股関節の骨形成異常など構造学的に問題がないかを確認しておきます．また，関節裂隙狭小化，荷重部や骨頭の骨硬化，骨頭と寛骨臼縁部の骨棘形成など病期の進行度合いを確認します．骨硬化や骨棘形成がみられる場合には，その部分に力学的ストレスが集中していることが予測され，疼痛や股関節可動域制限を推察するときに役立てていきます．骨盤形態から骨盤の前後傾や回旋，大腿骨回旋や脚長差を評価[4]しておくこともおおよその股関節の機能障害や姿勢，動作制限を推察する際には重要となります．その他として，MRI では関節水腫や関節唇損傷の有無など股関節の軟部組織の状態を把握しておくことも大切です．

### ● 疼痛の評価

股関節に生じる疼痛は，臼蓋形成不全の程度や関節裂隙狭小化など股関節の構造破綻を由来とした疼痛または筋をはじめとした軟部組織の機能破綻から考えられる疼痛など，さまざまな要因が考えられます．このため，骨盤側方 sway でどの位置（部位）にどのような疼痛が生じるのか，問診をしながら疼痛が生じる要因を股関節の他動運動，自動運動の評価と照らし合わせ詳細に把握することが重要です．

### ● 大腿骨の前捻の評価—Craig テスト

大腿骨前捻を評価する方法として，Craig テスト（図 2-3）があります．患者を腹臥位で膝関節屈曲 90°とし，治療者は大転子を触知し，股関節を内旋させます．大転子が最も外側に突出した際の股関節内旋角度を計測し，大腿骨前捻角とします．大腿骨前捻角が大きい場合には，股関節内旋可動域が過剰となることがあり，可動域の計測だけではなく左右差も評価します．

### ● 関節唇損傷の評価—FADIR テスト

関節唇損傷を評価する方法として，FADIR テスト（図 2-4）があります．背臥位にて股関節を屈曲，内転，内旋にて疼痛の有無を確認し，前方関節唇の損傷の有無を評価します．

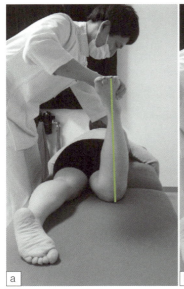
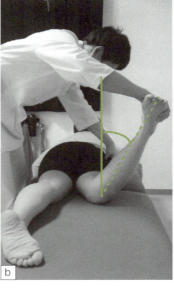
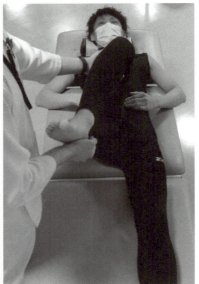

図 2-3　Craig テスト
大腿骨の前捻の評価として Craig テストを行う．
a：患者を腹臥位で膝関節屈曲 90°とし，治療者は大転子を触知し，股関節を内旋する．b：大転子が最も外側に突出した際の股関節内旋角度を計測し，大腿骨前捻角とする．

図 2-4　FADIR テスト
背臥位にて股関節を屈曲，内転，内旋させて疼痛の有無を確認し，前方関節唇の損傷の有無を評価する．

● 腸脛靱帯，大腿筋膜張筋の硬さの評価—Ober テスト

　腸脛靱帯，大腿筋膜張筋の硬さを評価する方法として，Ober テストがあります．側臥位にて上側の股関節，膝関節をそれぞれ屈曲 90°位にし，他動的に股関節外転します．次に大腿と体幹のラインが一致するように伸展し，股関節中間位まで内転を実施し評価します．大腿筋膜張筋が過緊張，または拘縮しているなど柔軟性が低下している場合には股関節内転が制限され，骨盤傾斜の代償運動が生じます．

● 関節可動域の確認

　骨盤側方 sway を構成する股関節内転，外転可動域制限は病期にかかわりません．股関節内転制限では大腿筋膜張筋をはじめ外転筋群の短縮や坐骨大腿靱帯の短縮，股関節外転制限では内転筋群の短縮や恥骨大腿靱帯，坐骨大腿靱帯の短縮などが制限因子となるため，各可動域を測定する際には数値だけではなく可動範囲内で感じるエンドフィールを詳細に把握します．エンドフィールは，骨性，軟部組織接触感，軟部組織伸張感[5]を重視し，患者自身が感じる緊張感や抵抗感の感覚と理学療法士が実際に感じる緊張感や抵抗感を共有し，運動の特徴や微妙な運動の変化を確認し制限因子を推測していきます．また，最終可動域での抵抗感や骨盤の代償運動が生じる方向や程度も詳細に確認することも大切になります．

● 股関節内転，外転運動パターンの評価

　股関節の運動パターンの評価[6]では，複合運動としての多様な運動パターンを捉えることが重要です．寛骨臼と大腿骨頭の適合状態を推測するために股関節内転，外転各運動において内旋，外旋，そして屈曲，伸展を少しずつ組み合わせながら股関節の複合運動パターンを評価していきます（図 2-5）．評価のポイントとして，エンドフィ

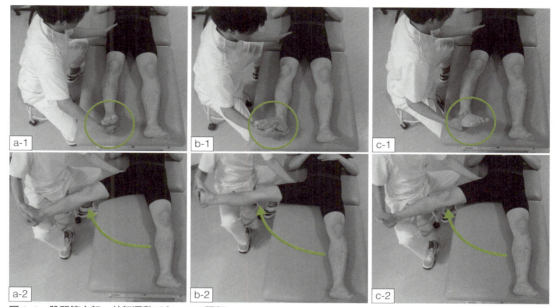

**図 2-5 股関節内転，外転運動パターンの評価**
a：股関節内外旋中間位からの外転運動，b：股関節外旋位からの外転運動，c：股関節内旋位からの外転運動

ールに加え股関節運動パターンのなかで可動性の違いや可動範囲でのスムーズ性，微妙な運動変化として感じられる抵抗感や不安定感，骨頭の滑り込みを感じ取ることが大切です．骨盤の代償が起こらない状態から実施します．疼痛があり下肢の筋緊張が強い場合には，スリングを使用するなど下肢筋群の過緊張が起こらないように工夫して行います．

　評価方法として，理学療法士は患者に背臥位をとってもらい，片手を大転子部に，もう片方の手を下腿遠位で保持します．① 股関節内外旋中間位からゆっくりと股関節外転運動を行い評価のポイントを意識しながら股関節運動パターンを確認していきます．同様にして，② 股関節外旋位からの外転運動，③ 股関節内旋位からの外転運動というように股関節外転運動にて股関節内旋，外旋を組み合わせ複合運動パターンを評価します．股関節外転運動での制限因子は，股関節内転筋群や恥骨大腿靱帯，坐骨大腿靱帯の緊張が考えられます．軟部組織の伸張感や抵抗感を感じ取ることが大切です．坐骨大腿靱帯の緊張が制限因子として影響している場合には，股関節外旋位で緊張が低下し，内旋位で緊張が高く制限となります．次に，④ 股関節屈曲を組み合わせて評価を行います．腸骨大腿靱帯は股関節屈曲で緊張が低下し，伸展で緊張が高まることから，単一方向の股関節外転運動から運動方向を組み合わせ，股関節外転運動パターンの複合運動パターンを評価していきます．

　股関節内転運動でも ①〜④ の手順にて股関節外転運動複合運動パターンと同様に，各運動方向を組み合わせながら股関節内転運動複合運動パターンを評価し，制限因子を予測します．股関節内転運動での制限因子は，股関節外転筋群や腸骨大腿靱帯，坐骨大腿靱帯の緊張が考えられます．

　上記の股関節内外転運動パターンの評価に加え，足部を加味した評価も行います．股関節外転運動パターンでは距骨下関節の回内，股関節内転運動パターンでは距骨下

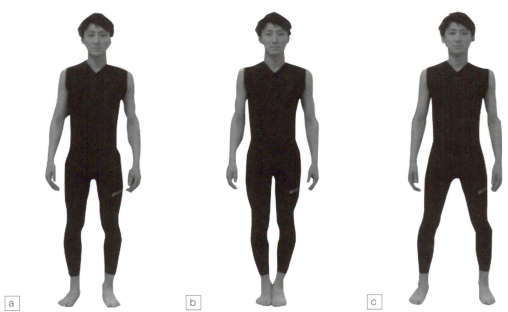

**図 2-6 立位での股関節内外転運動パターンの評価**
a ▶2-1a：肩幅に足を開いた肢位での股関節内外転運動パターン，b ▶2-1b：足を揃えた肢位（股関節内転位）での股関節内外転運動パターン，c ▶2-1c：肩幅よりも大きく足を開いた肢位（股関節外転位）での股関節内外転運動パターン

関節の回外を組み合わせ，股関節内外転運動パターンの広がりを確認します．

● **立位での股関節内外転運動パターンの評価** 最重要 （図 2-6, ▶2-1a〜c）

<u>立位での股関節運動パターンは，寛骨臼に対する大腿骨頭の運動と大腿骨頭に対する寛骨臼の運動，そして両者が連動する三次元的な複合運動を考慮し，股関節内外転運動パターンが隣接関節と分離して行えるか，連動して生じるかを評価していくことが骨盤側方 sway の評価における重要なポイントです</u>．患者に肩幅に足を開いてもらい（▶2-1a），体幹，骨盤の代償が生じない範囲で正中位に保持したまま両手を自然に下垂するように指示します．理学療法士は両側の上前腸骨棘を把持しながら，骨盤を左右へ動かします．① 骨盤側方 sway での運動範囲の左右差，② 支持側の股関節内転，反対側の股関節外転運動の運動範囲，スムーズ性や抵抗感や詰まり感，③ 骨盤上下の傾きの程度や回旋の代償の有無，④ 体幹側屈，回旋の代償の有無を評価していきます．次に上前腸骨棘と大転子を把持し，骨盤側方 sway での支持側の股関節内転，反対側の股関節外転運動での大腿骨の内外旋の動きを評価します．また，足を揃えた肢位（股関節内転位 ▶2-1b），肩幅よりも大きく足を開いた肢位（股関節外転位 ▶2-1c）でそれぞれ ①〜④ の評価を行います．

---

▶2-1a （図 2-6a）
立位での股関節内外転運動パターンの評価（肩幅に足を開いた肢位）
https://igsmov.igaku-shoin.co.jp/undoukinokinou03835/0201a
0:23

▶2-1b （図 2-6b）
立位での股関節内外転運動パターンの評価（足を揃えた肢位）
https://igsmov.igaku-shoin.co.jp/undoukinokinou03835/0201b
0:23

2 骨盤側方 sway を大きくする　股関節症における治療効果を判定する重要な症候

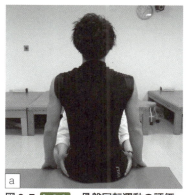
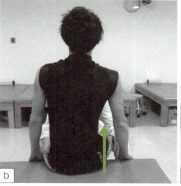
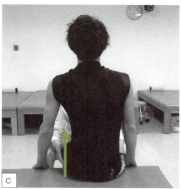

図 2-7　▶2-2　骨盤回転運動の評価
a：開始肢位，b：右骨盤回転運動，c：左骨盤回転運動

● 骨盤回転運動の評価（図 2-7, ▶2-2）

　端座位にて骨盤回転運動を評価します．評価では，椅子に浅く腰かけてもらい正中線上に頭部，体幹，骨盤を置き両足底を床面に接するポジションを開始肢位とします（図 2-7a）．理学療法士は両手で骨盤を把持し，骨盤を上下に傾斜するように指示します．骨盤の上下の傾斜が行えるか左右で運動を確認し，運動範囲の左右差をみます．また，正中線上に位置した頭部，体幹は骨盤の上下の運動に伴い連動しているか，過剰に頭部の運動や体幹回旋などの代償運動が生じないかを評価していきます．

> ✓ 評価ポイント
> 1. 股関節内転，外転の関節可動域を評価する
> 2. 股関節内外転運動パターンを評価する
> 3. 立位での股関節内外転運動パターンを評価する

> 💡 エキスパートからのアドバイス
> 股関節内転，外転運動に伴う骨盤並進運動と骨盤回転運動（骨盤傾斜運動）の制限となる要因をみつけだすことが重要です．

▶2-1c
（図 2-6c）

立位での股関節内外転運動パターンの評価（肩幅よりも大きく足を開いた肢位）
https://igsmov.igaku-shoin.co.jp/undoukinokinou03835/0201c
⊙ 0:21

▶2-2
（図 2-7）

骨盤回転運動の評価
https://igsmov.igaku-shoin.co.jp/undoukinokinou03835/0202
⊙ 0:22

## エキスパートのストラテジー
# どう治療するか？

　股関節を安定して動かすことのできる運動（股関節の関節可動域）を増やし股関節運動パターンの拡大を獲得すること，そして，動作バリエーションの多様化により骨盤側方 sway を大きくする症候につなげていくことが最重要課題です．

### ●股関節のリラクゼーション 　有効 ★☆☆

　股関節症患者の股関節周囲は，疼痛などの防御性収縮により全体的に過緊張状態であることが多く，柔軟性が低下していることがあります．また，患者自身が股関節周囲筋の過緊張を認識できていないことも多いです．このため，患者自身が楽に動かしやすいポジションをみつけだすことがポイントになり，股関節の内転，外転の可動性拡大，股関節外転運動パターンの拡大にもつながります．方法として，開始肢位は股関節屈曲，外転，外旋位のポジションから始め，患者自身が楽な感じを認識できる肢位をみつけだすことが重要です（図 2-8）．また，同時に股関節周囲の筋緊張が軽減しているかを確認していきます．股関節周囲の筋緊張が軽減されない場合には，スリングを使用しながらリラクゼーションを行うと筋緊張改善が得られやすいです（図 2-9）．次に大転子を包み込むように手で把持し，大転子上の皮膚を前後，上下に伸張するように誘導しながら，もう片方の手で大腿内側を下方へ誘導します[7]．また，内転，外転角度を変えながら行うと股関節内転，外転のリラクゼーションが得られ，関節可動域の拡大に効果的です．

### ●股関節外転運動パターンを拡大するアプローチ 　技あり ★★☆ （図 2-10）

　股関節外転運動パターンを拡大する方法では，上記に記載した股関節外転のリラクゼーションを行ってから実施します．股関節外転運動パターンの評価で実施した方法と同様に，患者に背臥位をとってもらい，理学療法士は片手を大転子部に，もう片方の手を下腿遠位で保持します．股関節内外旋中間位からゆっくりと股関節外転運動を行います．次に股関節外旋位からの外転運動，股関節内旋位からの外転運動というように股関節外転運動にて股関節内旋，外旋を組み合わせ，股関節外転運動パターンを誘導します．それぞれの股関節外転運動パターンの際に，軟部組織の伸張感や抵抗感

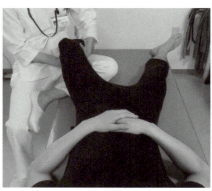
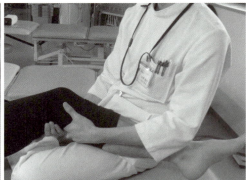

**図 2-8　股関節のリラクゼーション**
開始肢位は股関節屈曲，外転，外旋位のポジション

2 骨盤側方 sway を大きくする 股関節症における治療効果を判定する重要な症候

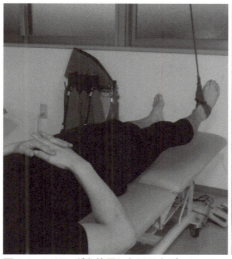
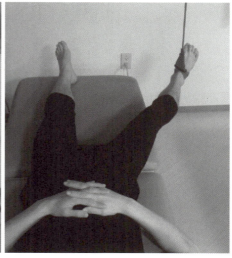

**図 2-9 スリングを使用したリラクゼーション**
股関節周囲の筋緊張が軽減されない場合には、スリングを使用しながらリラクゼーションを行うと筋緊張の改善が得られやすい。

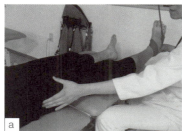
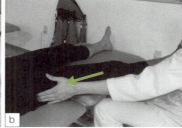
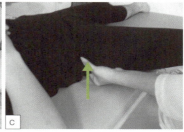

**図 2-10 股関節外転運動パターンを拡大するアプローチ**
a：開始肢位，b：軟部組織を上方に移動させながらの股関節外転（←は軟部組織を上方に移動させる方向），c：大腿骨頭を臼蓋方向へ押し込むように誘導

があり骨頭の滑り込みが行えないポジションが認識できた場合は、大転子を包み込むように片手で把持し軟部組織を上方に移動させます．また、大腿骨頭を臼蓋方向へ押し込むように誘導するとスムーズな運動が可能となります．このとき骨盤の代償運動が生じない範囲からゆっくりと繰り返しながら、段階的に外転角度を拡大します．股関節屈曲角度を大きくしながら、この運動を繰り返すと股関節外転運動はさらに拡大し、股関節外転運動パターンを獲得できます．

● **股関節内転，外転運動パターンを拡大するアプローチ** 狭あり ★★☆ （図 2-11）

背臥位で両膝関節を屈曲した状態から開排させるように、両股関節の外転と内転を繰り返します．理学療法士は股関節外転，内転の運動範囲でゆっくりと誘導し、可動性の違いや可動範囲でのスムーズ性、微妙な運動変化として感じられる抵抗感や不安定感、骨頭の滑り込みを感じ取ることが大切です．エンドフィールで軟部組織の伸張感や抵抗感があった場合には、軽い抵抗をかけたり、あるいは大腿骨頭を臼蓋方向へ押し込むように誘導するとスムーズな運動が可能となります．段階的に両膝関節の屈曲角度と足幅をそれぞれ変化させながら繰り返し行うと、股関節内転，外転運動パターンが拡大してきます．

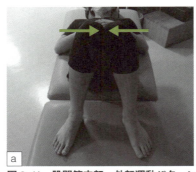
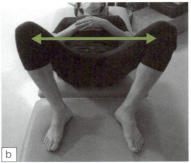

図 2-11　股関節内転，外転運動パターンを拡大するアプローチ
a：股関節内転，b：股関節外転
背臥位で両膝関節を屈曲した状態から開排させるように，両股関節の外転と内転を繰り返す．

● **骨盤並進運動と骨盤回転運動のアプローチ** 技あり ★★☆ （図 2-12, ▶2-3）

　背臥位で両膝関節を屈曲し，足幅を肩幅程度にした状態から仙骨部にボールを敷きます．理学療法士は骨盤を並進運動と骨盤回転運動が起こるように左右に誘導します（図 2-12）．この運動が認識できない場合は，腹斜筋や腰方形筋の過剰収縮が生じ骨盤回旋の代償運動が生じる場合があります．このため，骨盤回旋運動が生じない運動範囲から運動を促していきます．

● **座位での骨盤回転運動のアプローチ** 技あり ★★☆

　患者に椅子に浅く腰かけてもらい，正中線上に頭部，体幹，骨盤を置き両足底は床面に接するポジションを開始肢位とし保持するように指示します．理学療法士は両手で骨盤を把持し，骨盤を上下に動かし徐々に運動範囲を拡大していきます．このとき体幹の側屈，回旋が過剰に生じない範囲で運動を行い，頭部は正中線上で保持させます．患者が運動方向を認識できてきたら，自身で運動を行ってもらいます．

● **立位での骨頭の滑り込み誘導** 一ホ ★★★ （図 2-13）

　立位にて足幅は肩幅よりも広く開き，大転子上方を把持し支点になるように頭部，

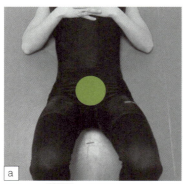
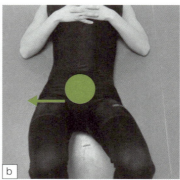
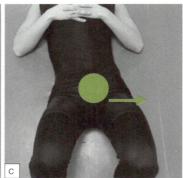

図 2-12　▶2-3　骨盤並進運動と骨盤回転運動のアプローチ
a：開始肢位，b：右骨盤回転運動，c：左骨盤回転運動
各運動の際，仙骨部にボールを敷くと運動を促しやすい．

▶2-3
（図 2-12）
骨盤並進運動と骨盤回転運動のアプローチ
https://igsmov.igaku-shoin.co.jp/undoukinokinou03835/0203
0:14

## 2 骨盤側方swayを大きくする 股関節症における治療効果を判定する重要な症候

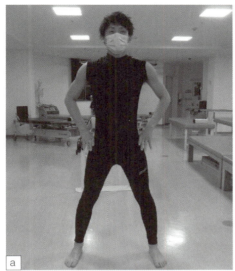
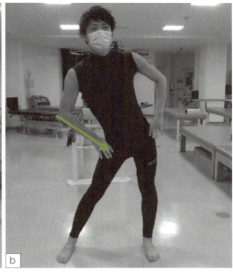

**図2-13 立位での骨頭の滑り込み誘導**
a：開始肢位，b：大転子上方を内下方に押し込むように誘導（➡は大転子上方を内下方に押し込む方向）
疼痛が増さない程度にし，足幅を広げながら骨頭の滑り込み誘導を繰り返し行う．

体幹，骨盤を正中位に保ったまま側屈します．このとき，大転子上方を内下方に押し込むように指示し，股関節内転筋群の伸張性を感じながら肢位を保持します．疼痛が増さない程度でこれらの動作を繰り返します．次に足幅を広げながら骨頭の滑り込み誘導を繰り返し行います．このアプローチは，内転筋群のストレッチ効果だけではなく，立位での股関節内転，外転の制限因子である恥骨大腿靱帯，坐骨大腿靱帯の伸張にも効果的であり，立位での股関節内転，外転運動パターンの運動範囲が拡大しやすくなります．

### ●立位での骨頭の滑り込み運動 ★★★ （図2-14, ▶2-4）

上記の立位での骨頭の滑り込み誘導で股関節内転，外転運動パターンの拡大が得られたら，次に理学療法士が大転子上方を内下方に誘導し抵抗感があった位置より，押し返すように指示します．理学療法士はこの運動に対して抵抗をかけるようにします．このアプローチは，軽い抵抗では股関節内外転運動での骨盤回転運動の誘導になり，強い抵抗では，股関節外転筋群の筋力強化運動になります．運動を繰り返すことで股関節外転筋群の収縮と弛緩を認識しやすくなります．

### ●立位での皮膚誘導 挟あり ★★ （図2-15, ▶2-5）

理学療法士は両手で患者の大転子に軽く手を添えるようにし，骨盤側方swayの際に感じられる皮膚の動きを左右で確認します．移動側下肢外側の皮膚・筋膜は上方に，反対側下肢の皮膚・筋膜は下方に移動します[7]．このアプローチは，自主トレーニング（図2-16, ▶2-6）としても効果的であり，患者自身が動かしやすさを認識することができます．

### ●骨盤側方sway改善のアプローチ ★★★ （図2-17）

頭部，体幹を骨盤上で正中位に保持したまま両手を自然に下垂するようにします．足幅は肩幅程度になるように指示します．頭部，体幹，骨盤を正中位に保つように指示し，

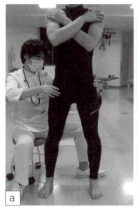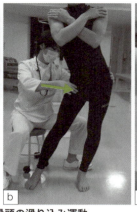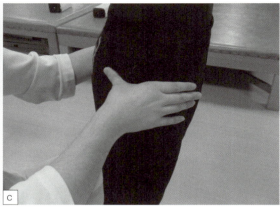

**図 2-14** ▶2-4 **立位での骨頭の滑り込み運動**
a：開始肢位，b：大転子上方を内下方に押し込むように運動，c：大転子上方を内下方に押し込む手の位置
疼痛が増さない程度にし，足幅を広げながら骨頭の滑り込み運動を繰り返し行う．

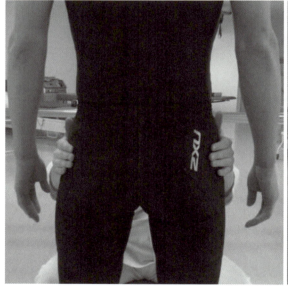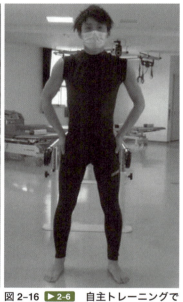

**図 2-15** ▶2-5 **立位での皮膚誘導**
理学療法士は，両手で患者の大転子に軽く手を添えるようにし，移動側下肢外側の皮膚・筋膜は上方に，反対側下肢の皮膚・筋膜は下方に移動する．

**図 2-16** ▶2-6 **自主トレーニングでの皮膚誘導**
両手を大転子に軽く添えるようにし，移動側下肢外側の皮膚・筋膜は上方に，反対側下肢の皮膚・筋膜は下方に移動する．

▶2-4 （図 2-14） 立位での骨頭の滑り込み運動
https://igsmov.igaku-shoin.co.jp/undoukinokinou03835/0204
0:24

▶2-5 （図 2-15） 立位での皮膚誘導
https://igsmov.igaku-shoin.co.jp/undoukinokinou03835/0205
0:30

▶2-6 （図 2-16） 自主トレーニングでの皮膚誘導
https://igsmov.igaku-shoin.co.jp/undoukinokinou03835/0206
0:15

## 2 骨盤側方 sway を大きくする　股関節症における治療効果を判定する重要な症候

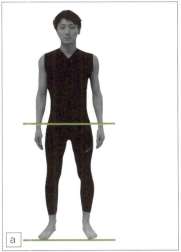

両上前腸骨棘が床と平行とした基準線

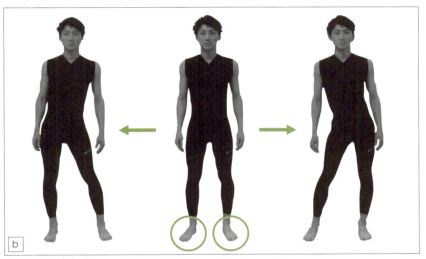

肩幅での骨盤側方 sway

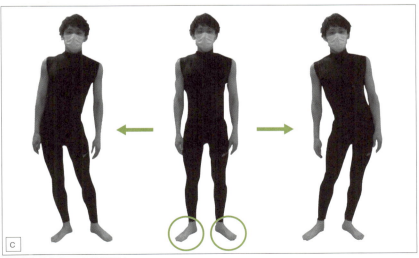

股関節外旋位での骨盤側方 sway

**図 2-17　骨盤側方 sway に対するアプローチ（次頁につづく）**

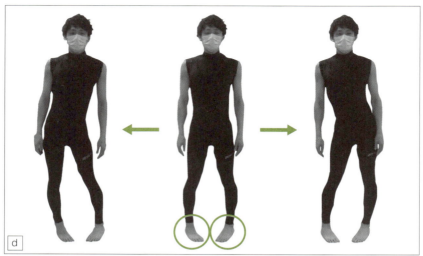
股関節内旋位での骨盤側方 sway

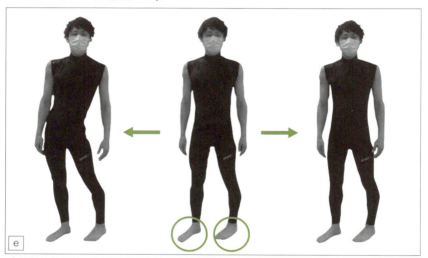
右股関節外旋位，左股関節内旋位での骨盤側方 sway

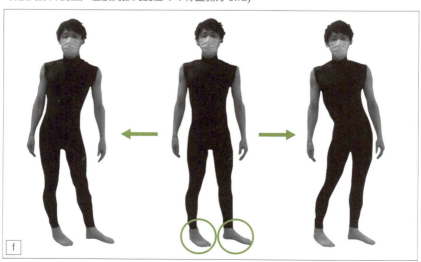
右股関節内旋位，左股関節外旋位での骨盤側方 sway

**図 2-17** （つづき）

骨盤を左右に誘導します．このとき理学療法士は両上前腸骨棘が床と平行とした基準線を指標とし，左右の骨盤側方swayに連動して過度な体幹の側屈や骨盤の回旋が連動しない程度から注意して運動を行い，徐々に運動範囲を拡大していきます．このときに支持側の股関節内転と反対側の股関節外転運動のスムーズ性を確認します．体重移動に対する不安や疼痛が生じる場合には，平行棒などを用いて両上肢で支持し，荷重をコントロールしながら行います．また，骨盤側方sway改善を目的とした外転歩行（図2-18，▶2-7）を自主トレーニングとして行うと効果的です．

骨盤側方swayに左右差があり抵抗感や窮屈さなどの訴えがある場合や骨盤の回旋が生じる場合には，足幅の距離を片側ずつ内転方向や外転方向に変えて調整を繰り返し，両側上前腸骨棘と床面を平行にした基準線で骨盤側方swayが行える位置をみつけだします．骨盤側方swayを行っていく際に骨盤回旋と過剰な傾斜が生じる場合があります．このような場合には，足幅の距離を片側ずつ内転方向や外転方向に変えて調整を繰り返しながら，同時に股関節の内外旋の調整を組み合わせながら何度も繰り返し，<u>患者の最も楽でスムーズな骨盤側方swayをみつけだしていくことが動作のバリエーションを多様化する重要なポイントになります</u>．

歩行動作の改善を目的とした骨盤側方sway（図2-19，▶2-8）では，短いステップで歩隔は肩幅程度から運動を開始します．実際の歩行動作を想定し，骨盤側方swayに股関節伸展，内外旋を組み合わせながら誘導します．体幹の側屈や回旋が過度に生じないスムーズな運動方向をみつけだして繰り返し行っていきます．スムーズな運動方向を患者自身が認識し，実施できるようになれば歩隔，歩幅を調整しながら骨盤側方swayのバリエーションを拡大していきます．

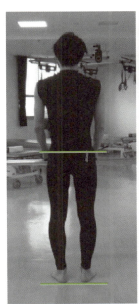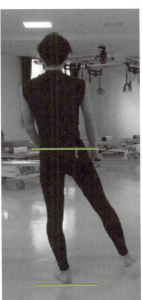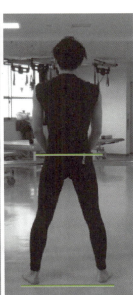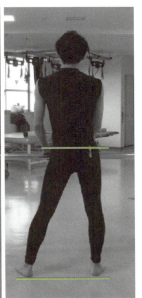

**図2-18** ▶2-7 **骨盤側方sway改善を目的とした外転歩行**
骨盤をできるだけ床と平行にしたまま，股関節内外転運動で外転歩行を行う．

▶2-7
(図2-18)　**骨盤側方sway改善を目的とした外転歩行**
https://igsmov.igaku-shoin.co.jp/undoukinokinou03835/0207
0:35

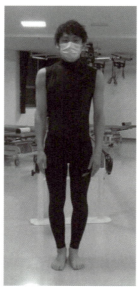

**図 2-19** ▶2-8　歩行動作の改善を目的とした骨盤側方 sway
短いステップで歩幅は肩幅程度から運動を開始する．

> ✓ **治療ポイント**
> 1. 股関節内外転運動パターンを拡大させる
> 2. 立位での股関節内外転運動パターンを拡大させる
> 3. 骨盤側方 sway のバリエーションを拡大させる

 💡 **エキスパートからのアドバイス**
股関節内外転運動パターンは患者ごとにさまざまであり，スムーズな運動方向をみつけだしながら骨盤側方 sway のバリエーション獲得につなげます．

### 文献

1) 山口光國，他：結果の出せる整形外科理学療法―運動連鎖から全身をみる．p126，メジカルビュー社，2009
2) 内山　靖：症候障害学序説―理学療法の臨床思考過程モデル．p2，文光堂，2006
3) 日本整形外科学会診療ガイドライン委員会，他（編）：変形性股関節症診療ガイドライン．pp29-35，南江堂，2008
4) 永井　聡，他：股関節画像のみかた．PT ジャーナル 43：533-541，2009
5) 加藤　浩，他：骨盤帯との関係で生じる股関節疾患の機能解剖学的病態把握と理学療法．理学療法 32：1000-1014，2015
6) 奥村晃司，他：変形性股関節症の理学療法の工夫―治療方針と理学療法評価法・治療の一視点．PT ジャーナル 48：615-623，2014
7) 福井　勉：皮膚テーピング―皮膚運動学の臨床応用．pp92-95，運動と医学の出版社，2014

---

▶2-8
（図 2-19）　　歩行動作の改善を目的とした骨盤側方 sway
https://igsmov.igaku-shoin.co.jp/undoukinokinou03835/0208
0:27

# 3

## 手の指がしびれる
### 機能障害の特定と筋緊張の改善

常盤直孝

# 3

# 手の指がしびれる
## 機能障害の特定と筋緊張の改善

## 「手の指がしびれる」 という症候

　手の指先がしびれるという症候は，末梢神経の絞扼や滑走障害，血行障害などに起因して生じます．神経や血管が圧迫や絞扼を受ける原因はさまざまですが，臨床では筋の過緊張による絞扼障害や機械的圧迫による障害がよくみられます．感覚障害や腱反射，筋力テストなど神経学的所見をしっかり確認し，運動機能障害が患部の症状発現にどのように関係しているか，仮説立案と検証が重要です．末梢循環器系の問題や脊髄症状，中枢神経系の障害などとの鑑別を図ることも大切です．生命にかかわる重篤な疾患が隠れている可能性もあり，理学療法の対象となる症状かどうかをしっかり評価し，鑑別しなければなりません．

## 機能解剖

　手指のしびれに関連する神経絞扼部位はいくつかあります．前斜角筋と中斜角筋の間からは腕神経叢が出ており，ここが絞扼されると「斜角筋症候群」となり，手指のしびれが出現します．腕神経叢から出る神経は，第1肋骨と鎖骨の間を通って小胸筋の下部を通過するため，これらの部位で神経が絞扼されてもしびれが出現します(胸郭出口症候群，図3-1)．

　尺骨神経溝は，肘関節外反が加わると尺骨神経に伸長ストレスが加わり，尺骨神経領域にしびれが生じることがあります．特に内側上顆が大きい場合は症状が発現しやすくなります．ギヨン管や手根管などでは，尺骨神経や正中神経が圧迫を受けたり，滑走障害によるしびれが生じることもあります(図3-2)．理学療法士としては，中枢神経系と末梢神経系の障害を鑑別し，診断にもとづく症状と患者の訴える症状が一致するかを確認します(表3-1，3-2)[1]．一致しない場合，神経の圧迫や滑走障害を生じている原因となる機能障害を特定して治療を進めていくことが重要です．

3 手の指がしびれる　機能障害の特定と筋緊張の改善

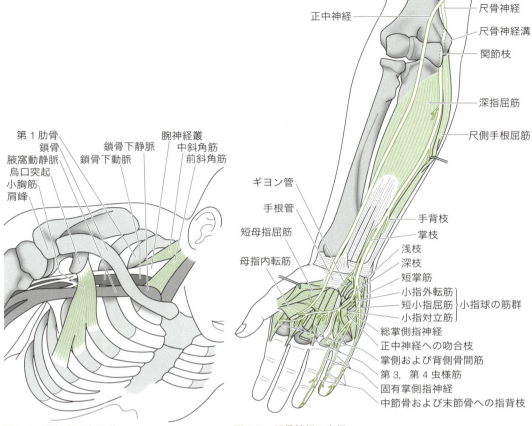

図 3-1　胸郭出口症候群
前斜角筋と中斜角筋の間から腕神経叢が出る．これらの筋緊張が高くなると腕神経叢が絞扼され，しびれが出現する（斜角筋症候群）．腕神経叢は，斜角筋間隙を通過後に鎖骨と第1肋骨の間を通過する．この部位の絞扼によりしびれが出現する可能性がある．さらに小胸筋の下を通過する際に，しびれが出現する可能性がある．

図 3-2　尺骨神経の走行
上腕骨内側上顆が通常より大きい場合，尺骨神経に伸長ストレスが加わりやすくなり，しびれが生じる可能性がある．また，手関節屈筋群の緊張が高い場合，尺骨神経が絞扼されて症状が出現することがある．
尺骨神経は，掌側手根靱帯と屈筋支帯および豆鈎靱帯の間にあるギヨン管を通って手掌に至り，短掌筋，小指外転筋，虫様筋などに分布する．

35

表 3–1　上肢の根性支配

| | C₅ | | C₆ | | C₇ | | | C₈ | T₁ | |
|---|---|---|---|---|---|---|---|---|---|---|
| 筋支配 (myo-tome) segment–pointer muscle | 上腕の外転 | 前腕の屈曲 | 前腕の屈曲 | 手の背屈 | 前腕の伸展 | 手の掌屈 | 手指の伸展 | 手指の屈曲 | 手指の外転 手指の内転 | MP 関節屈曲 PIP 関節伸展 DIP 関節伸展 |
| | 三角筋 | 上腕二頭筋 腕橈骨筋 | 上腕二頭筋 腕橈骨筋 | 長橈側手根伸筋 短橈側手根伸筋 尺側手根伸筋 | 上腕三頭筋 | 橈側手根屈筋 | 総指伸筋 小指伸筋 示指伸筋 | 浅指屈筋 深指屈筋 | 背側骨間筋 掌側骨間筋 | 虫様筋 |
| 腱反射 | 上腕二頭筋反射 | | 上腕二頭筋反射 腕橈骨筋反射 | | 上腕三頭筋反射 | | | | | |
| 皮膚支配* (derma-tome) | | | | | | | | | | |

＊：左図は上肢の掌側，右図は上肢の背側を示す．
［中野　隆（編著）：機能解剖で斬る　神経系疾患，第 2 版．p264，メディカルプレス，2018 より引用・改変］

表 3–2　上肢筋の末梢性支配と根性支配

| 運動 | 主な筋 | 末梢性支配 | | 根性支配（myotome） | | | | |
|---|---|---|---|---|---|---|---|---|
| | | | | C₅ | C₆ | C₇ | C₈ | T₁ |
| 上腕の外転 | 三角筋 | 腋窩神経 | C₅〜₆ | ＋＋ | ＋ | | | |
| 前腕の屈曲 | 上腕二頭筋 | 筋皮神経 | C₅〜₇ | ＋＋ | ＋＋ | | | |
| | 上腕筋 | 筋皮神経 | C₅〜₇ | ＋＋ | ＋ | | | |
| | 腕橈骨筋* | 橈骨神経 | C₅〜T₁ | ＋＋ | ＋ | | | |
| 前腕の伸展 | 上腕三頭筋 | 橈骨神経 | C₅〜T₁ | | ＋ | ＋＋ | ＋ | |
| | 肘筋 | 橈骨神経 | C₅〜T₁ | | | ＋＋ | ＋ | |
| 手の背屈 | 長橈側手根伸筋 | 橈骨神経 | C₅〜T₁ | | ＋＋ | ＋ | | |
| | 短橈側手根伸筋 | 橈骨神経 | C₅〜T₁ | | ＋＋ | ＋ | | |
| | 尺側手根伸筋 | 橈骨神経 | C₅〜T₁ | | ＋＋ | ＋ | | |
| 手の掌屈 | 橈側手根屈筋 | 正中神経 | C₅〜T₁ | | ＋ | ＋＋ | | |
| | 尺側手根屈筋 | 尺骨神経 | C₈〜T₁ | | | ＋＋ | ＋ | |
| 手指の伸展 | 総指伸筋 | 橈骨神経 | C₅〜T₁ | | ＋ | ＋＋ | ＋ | |
| | 小指伸筋 | 橈骨神経 | C₅〜T₁ | | ＋ | ＋＋ | ＋ | |
| | 示指伸筋 | 橈骨神経 | C₅〜T₁ | | ＋ | ＋＋ | ＋ | |
| 手指の屈曲 | 浅指屈筋 | 正中神経 | C₅〜T₁ | | | ＋ | ＋＋ | ＋ |
| | 深指屈筋 | 正中神経 | C₅〜T₁ | | | ＋ | ＋＋ | ＋ |
| | | 尺骨神経 | C₈〜T₁ | | | | | |
| 手指の外転 | 背側骨間筋 | 尺骨神経 | C₈〜T₁ | | | | ＋ | ＋＋ |
| 手指の内転 | 掌側骨間筋 | 尺骨神経 | C₈〜T₁ | | | | ＋ | ＋＋ |

＋＋：各神経根が運動に強くかかわる筋（segment–pointer muscle），　＋：各神経根が運動に一部かかわる筋．
＊：腕橈骨筋は前腕伸筋群に属する．しかし，前腕の回内と回外の中間位において前腕を屈曲させる作用がある．
［中野　隆（編著）：機能解剖で斬る　神経系疾患，第 2 版．p263，メディカルプレス，2018 より引用・改変］

画像診断と，皮膚支配域や筋支配域が一致するかどうかを判断する．一致しない場合は，非特異的症状の可能性があり，機能障害との関連性を評価する．

## 機能破綻と構造破綻の関係性

日常生活やスポーツ動作において，指のしびれを生じる可能性のある動作はいくつかあります．日常的に必須の動作や，何気ない日常動作が末梢神経の症状を呈することがあり，以下にその例を挙げます．

● 投球動作

投球動作において肘関節外反により，尺骨神経が肘部管で圧迫され，伸長・滑走するストレスが生じることがあります．尺側手根屈筋など肘関節内側から起始する手関節屈筋群の緊張が高まり，尺骨神経はより絞扼された状態になります．上腕骨内側上顆が大きいと，より伸長・圧迫ストレスが生じやすくなります．

● ラケットを握る動作

ラケットや竹刀などを握る際には主として小指と環指で握りますが，その際にギヨン管が圧迫され，尺骨神経領域のしびれが生じることがあります．

● 手をつく動作

手関節を過度に背屈した状態で手をつく動作を繰り返していると，手根管が圧迫・伸長され，正中神経が伸長されて母指や示指のしびれが生じることがあります．ギヨン管でも尺骨神経が圧迫され，しびれが生じる可能性があります．

● 調理動作

包丁を使用する動作を繰り返すと，手関節掌屈，尺屈が強制され，橈骨神経が伸長されてしびれが生じることがあります．

● 頸椎伸展動作

高いところの掃除などをしているときに，頸椎伸展を保持した状態で作業していると，上肢にしびれが生じることがあります．頸椎はC4〜6頸椎レベルの可動性が大きい[2]ですが，ちょうどこの部位は頸膨大の部位にあたります．このため，骨棘形成や頸椎椎間板ヘルニアなどで圧迫ストレスが生じやすく，しびれが生じやすい部位となります．

その他，身体には神経が滑走している部位に圧迫ストレスや過度な伸長ストレスが生じることによりしびれが出やすい部位はいくつかあります．重要なのは，過度に動く部位の近くには必ず過小可動性の部位があるということです．筋の長さや関節のあそびを評価し，その人の動作や活動が，神経走行部位に過度なストレスを生じさせているかどうかを評価することが肝要です．

**エキスパートのストラテジー**

## どう評価するか

● X線所見から神経学的所見を考察

まず，診断名と症状が一致しているかどうかを判断する必要があります．例えばX線でC4/5の狭小化や骨棘形成の所見がある場合，C5神経根の圧迫による感覚障害や筋力低下が生じている可能性があります．触覚や腱反射，MMTなど神経学的所見を

評価し，臨床症状と画像所見が一致する場合，特異的症状と判断します．画像所見と臨床症状が一致しない場合は，非特異的症状の可能性がありますが，その際に特異的症状ではないと完全に否定することなく，非特異的症状がなぜ生じているかを考える必要があります．筋骨格系要因，運動学的要因，心理社会的要因などの要因を整理する必要があります．これらの確認には医師との連携が不可欠です．

● 筋緊張評価

前斜角筋や中斜角筋，肩甲下筋や僧帽筋上部線維，小胸筋の筋緊張を評価します．これらの緊張が高い場合は胸郭出口症候群の可能性を考慮し，Adsonテストや Wrightテスト，Morleyテストなどを実施し，鑑別評価を行います．さらに尺側手根屈筋の筋緊張も確認をします．尺骨神経は尺骨神経溝から尺側手根屈筋に進入するため，神経が絞扼されて滑走障害を生じ，尺側神経領域にしびれが生じる可能性があります．手関節を背屈して母指〜中指尖部のしびれが生じる場合は，正中神経絞扼の可能性があります．また，手根管の絞扼では Tinel サインを確認する必要があります．

● 姿勢評価

頭部が胸郭に対して極端に前方に突出していたり，慢性的な頭位前方位を呈したりしている場合，頸部前面上部と後面下部の筋が延長し，頸部上面と胸郭前下面の筋緊張が亢進[3]している可能性があります(図3-3)．こうした症例では，仰臥位で下顎部が上方に突出し，環椎後頭関節が伸展位になっていないかどうかを評価します(図3-4)．これらの姿勢異常が筋緊張の亢進としびれの症状発現に関与している可能性があります．また，患者を臥位で水平面から見たときに，一側の肩甲骨が前傾している場合，小胸筋が短縮している可能性があります(図3-5)．安静位であるにもかかわらず，手関節が尺側に偏位していたり(図3-6)，前腕が回内方向へ動きやすい場合，前腕屈筋の緊張が高いことがあります(図3-7)．この場合，方形回内筋や円回内筋や尺側手根屈筋の筋緊張を確認する必要があります．

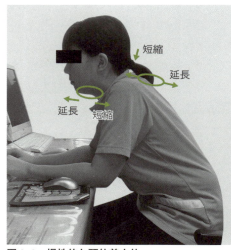

図3-3 慢性的な頭位前方位
頸部前面上部と後面下部の筋が延長し，後面上部と前面下部の筋群の緊張が亢進している可能性がある．頭部の荷重を頸椎で支持できず，衝撃緩衝が困難な状態である．

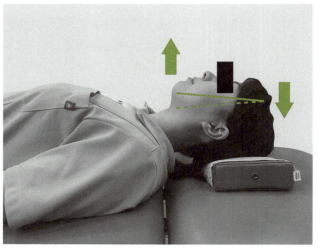

図3-4 仰臥位での筋緊張評価
下顎部が上方を向き，頭頂部が下方に位置している．環椎後頭関節が伸展位となり，後頭下筋群の緊張亢進が推察される．

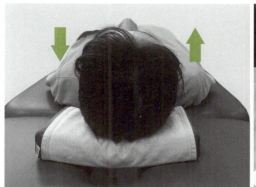
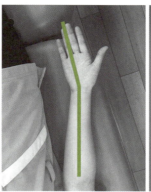
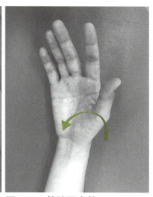

図 3-5　小胸筋の短縮
右肩峰が左肩峰より高位になり，右肩甲骨が左肩甲骨に対して前傾していることがわかる．小胸筋の圧痛および筋緊張を確認する．

図 3-6　手関節尺屈位
尺側手根屈筋の緊張が高い可能性がある．

図 3-7　前腕回内位
前腕が回内傾向にある場合，方形回内筋や円回内筋の緊張が高い可能性がある．

### ●関節可動性評価

#### ① 頸椎自動運動

　頸椎を伸展した際に上肢にしびれが生じるかどうかを評価します（図3-8）．しびれが出る場合，手指のどの部分にしびれが生じるかを確認します．頸椎の可動性が上位頸椎，中位頸椎，下位頸椎のどの部分で動いているかを評価します．各分節が均等に動いていれば問題はありませんが，過大に動いている分節と過小に動いている分節がある場合は症状との関連性を考慮します．しびれが生じている分節は，過大可動性となっている場合があります．神経根刺激症状が増強しないように，筋緊張が増強して結果的に可動域が制限されています．逆に神経根刺激症状が強い場合は，症状が出現している分節では過小可動性になっていることがあり，注意が必要です．Spurling テストや Jackson テストなどを行い，神経根刺激症状かどうかを確認することもありま

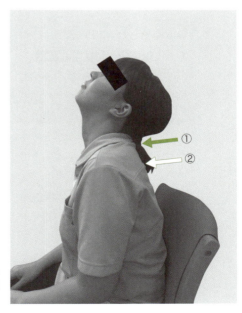

図 3-8　頸椎自動運動評価
①：過大可動性部位，②：過小可動性部位
胸椎〜頸椎にかけて，各椎間関節が分節的な動きをしているかどうかを評価する．しびれが生じた場合，どの角度で生じたかを評価し，その際の分節的な動きを評価する．過大可動性部位が症状の発現に関与している可能性がある．しびれが増強しないよう注意が必要である．

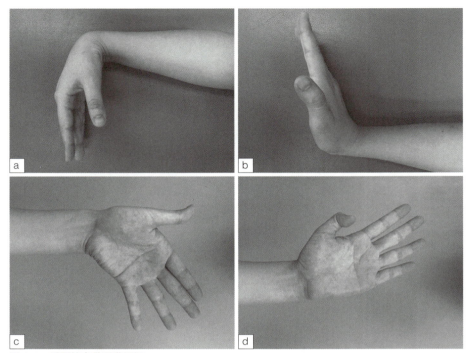

**図 3-9 手関節自動運動評価**
a：手関節掌屈，b：手関節背屈，c：手関節尺屈，d：手関節橈屈
手関節の自動運動を評価し，運動の質としびれとの関係を評価する．どの部位にしびれが出現するかで神経を特定し，日常生活動作との関連を探る．

すが，症状が悪化しないように注意深く実施する必要があります．

### ② 手関節自動運動評価

手関節を背屈し，その際にしびれが生じるかどうか，またしびれが生じた場合，手指のどの部分に生じるかを評価します．手関節掌屈も，尺屈もあわせて評価します（図3-9）．正中神経や橈骨神経，尺骨神経の絞扼や伸長により症状が発現するかどうかを評価します．

## ●疼痛やしびれの評価

### ① 部位と程度　最重要

疼痛やしびれの部位を評価します．その程度や持続時間や日中のどの時間帯に症状が強いのかを確認します．朝，起床時なのか，日中の仕事や作業時なのか，夕方はどうなのかを評価することで，自律神経系の関与を考慮します．

朝，起床時にしびれが生じる場合は，枕の高さや寝方なども質問して情報を得ておく必要があります．夜はあまり水分を摂取せずに脱水症状が出ている場合は，電解質不足によりしびれが生じている場合もあります．

### ② しびれの発現肢位と増強肢位・軽減肢位

持続的なしびれなのか間欠的なしびれなのかを聴取し，間欠的なしびれの場合，どのような動作で症状が発現するのかを確認します．常に動作がしびれに関係していると判断できる場合，機械的刺激による影響を考慮します．しびれが増強する肢位と軽減する肢位がある場合，動作による機械的刺激が症状の要因になっている可能性があります．症状を軽減するためにも，増強肢位を知る必要がありますが，機械的刺激が

症状の発現に関与しているかを知るためには，症状軽減肢位についても知る必要があります．これらの情報から特定検査を実施することで，機能的要因を特定します．例えば，洗濯物を干そうと上を向いて上肢を挙上した際に手がしびれるという場合は，頸椎椎間関節の狭小化による可能性があります．もし頸椎を伸展しないで洗濯物を干す動作をしてしびれが生じなければ，頸椎伸展動作が原因になります．この場合は，胸椎伸展が分節的に生じているかどうかがポイントとなります．頸椎伸展に関係なくしびれが生じる場合は，小胸筋短縮や斜角筋群の過緊張による可能性があります．症状の発現に頸椎が関与しているかどうかで，鑑別が可能になります．これらの評価をもとに，日常生活で注意すべき動作や肢位の指導を行います．

> ✓ 評価ポイント
> 1. 頸椎のアライメントを評価する
> 2. 特異的症状かどうかを確認する
> 3. しびれの発現肢位と増強肢位，軽減肢位を確認する

> 💡 エキスパートからのアドバイス
> 症状の発現に影響している機能障害を，自動運動や動作から特定していきます．

## エキスパートのストラテジー
# どう治療するか

### ●全身のリラクゼーション 　有効 ★☆☆

　全身の安静時筋緊張を軽減させます．慢性疼痛患者は，安静時筋緊張が亢進[4)]しており，これを緩和させることを目的に全身のリラクゼーションを行います．ストレッチポール®に背臥位で寝て，ゆっくり深呼吸をします．胸骨の前後径が広がるように胸式呼吸を実施してもらいます（図 3-10，3-11）．胸郭下部では，深呼吸時に横径が広がるように肋骨を誘導します．胸郭の可動性を広げることで，全身のリラクゼーションを図ります．

### ●後頭下筋群のストレッチング 　有効 ★☆☆

　慢性的な頭部前方位姿勢をとっていると，肩甲挙筋や頭半棘筋により大きな応力がかかります．大後頭直筋や小後頭直筋の緊張が亢進し，頸椎は生理的前彎が減少して頭部からの衝撃吸収が困難な状態となり，骨への負荷が増大します．椎間板の変性や骨棘形成が進み，神経根刺激症状を誘発する可能性があります．

　徒手的に下項線に指をあてて軽く牽引します（図 3-12）．痛みは可能な限り出現しないようにリラックスした状態で実施します．実施前と後で，後頭下筋群と肩甲挙筋の緊張状態が改善したことを確認します．セルフエクササイズも可能です（図 3-13，3-14）．

### ●頸椎椎間関節の離開 　技あり ★★☆

　しびれが生じている髄節レベルを確認します．母指のしびれでは，C6 神経根に問

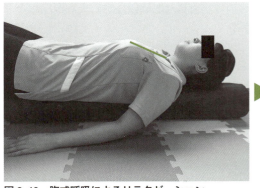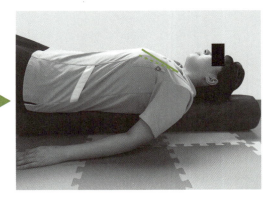

**図 3-10 胸式呼吸によるリラクゼーション**
胸骨の高さを確認し，矢状面上で胸骨下端が上方に上がるように，胸式呼吸を意識させながら実施する．下部胸郭をはじめ，肺に空気をたくさん送り込むように指示し，ゆっくり行う．これにより，全身のリラクゼーションが得られる．

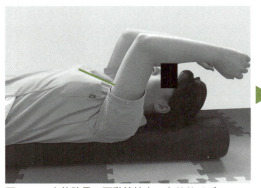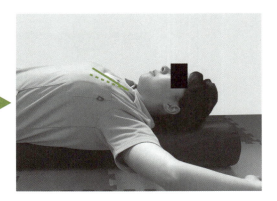

**図 3-11 上位肋骨の可動性拡大エクササイズ**
肺に空気をいっぱいに吸い込むように胸式呼吸を意識しながら，肩甲骨を内転・後傾させる．呼吸をしっかり意識してもらうことがポイントである．

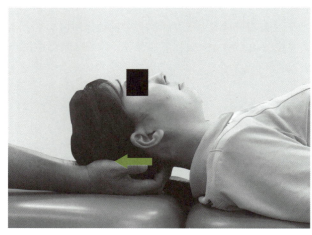

**図 3-12 後頭下筋群のストレッチ**
下項線よりやや尾側に指をあて，大後頭直筋および小後頭直筋をストレッチする．痛みが出ないように，環椎に対して後頭骨が平行に牽引されるように注意する．

## 3 手の指がしびれる　機能障害の特定と筋緊張の改善

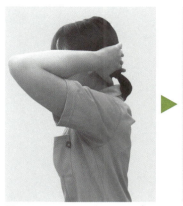
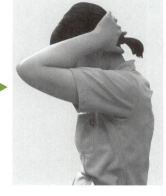
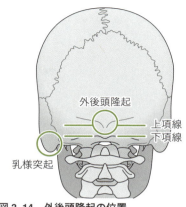

図 3-13　セルフエクササイズ
外後頭隆起〜上項線にかけて示指をかけ，下顎部を後方に引きながら後頭下筋群をストレッチする．頭位の位置の修正を目的とする．これにより，頸椎の椎間板や椎間関節にかかる負荷を軽減する．

図 3-14　外後頭隆起の位置

題が生じている可能性があるため C6 神経根支配筋の筋力低下や腱反射を確認します．筋力の低下や腱反射の減弱または消失がみられる場合は，医師への報告が必要であり，注意しなければなりません．症状が C6 神経根の障害と特定できた場合，C5/6 椎間関節の離開を行います．C5 頸椎の椎弓部分に指をあてて，ゆっくり牽引します．決して痛みが生じないように実施します．椎間関節にゆるみがある場合は，絶対にその部位は動かさないよう注意が必要です．そのため，関節のあそびの評価が不可欠となります（図 3-15）．

● 小胸筋のストレッチ　有効 ★☆☆

　肩甲骨内側縁がベッドの端から出るように背臥位で寝てもらいます．肩関節を 90°屈曲位とし，肘関節は屈曲します．肘関節を遠位から頭側に向かって押し，肩甲骨を後傾させます．第 2 肋骨〜第 5 肋骨前面から烏口突起に小胸筋が走行していることをイメージし，肩甲骨をゆっくり内転・後傾します（図 3-16）．痛みが生じないよう，またしびれが出現しないように注意しながら実施します．

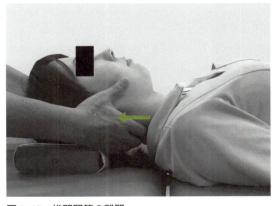
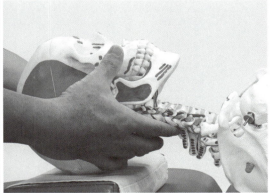

図 3-15　椎間関節の離開
両側から椎弓に指をあててゆっくり椎間関節を離開する．C3/4，C4/5，C5/6 は関節のあそびが大きいため，決して痛みが生じないように注意する．筋の過緊張を招かないように注意しながら実施する．

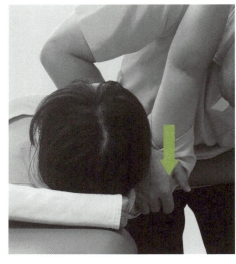

**図 3-16 小胸筋のストレッチ**
肩甲骨の内側縁をベッドの端から出す．肩関節90°屈曲位で理学療法士の一側上肢で患者の肩峰を後方にゆっくり押し込み，肩甲骨を後傾させる．小胸筋の長さが伸びることをイメージしながらストレッチする．

● 手関節周囲筋の緊張緩和

### ① 尺側手根屈筋

　尺側手根屈筋は肘部管を構成する要素の1つであり，尺骨神経を絞扼する可能性があります．上腕骨内側上顆，肘頭の内側，尺骨後面から起始する二頭筋であり，尺側手根屈筋のすぐ橈側を尺側動脈と尺骨神経が走行しているため，この筋の評価・治療は重要[5]です（▶3-1 ▶3-2）．遠位橈尺関節の固定性が低下すると，尺側手根屈筋の緊張が高くなり，しびれが生じることがあります．この場合，遠位橈尺関節の固定性を改善する治療を行います（図3-17）．具体的にはまず，方形回内筋の機能を評価します．肘関節屈曲位・手関節掌屈位で前腕を回内します．方形回内筋の筋力が弱く，緊張が高い場合，横断マッサージを実施して方形回内筋の緊張を軽減させます．そのうえで，尺骨茎状突起を橈骨茎状突起に対して下方に押します．遠位橈尺関節が不安定な場合，橈骨茎状突起に対して尺骨茎状突起が背側に浮くピアノキーサインが生じていることがあるので，位置を修正します．最後に，尺側手根屈筋の緊張軽減および症状の軽減を確認します．

### ② 円回内筋

　円回内筋の尺骨頭と上腕頭の間を正中神経が通過するため，この筋の緊張が高くなると，絞扼されてしびれが生じる可能性[6]があります．肘関節伸展位と肘関節屈曲，手関節掌屈位で回内筋の評価を行います．肘関節屈曲・手関節掌屈位での評価と比較して伸展位での筋力が変わらない場合，円回内筋の筋機能が低下していると判断し，正中神経領域にしびれが生じている場合は，円回内筋の緊張状態を評価します．筋に痛みが生じないような強さで円回内筋のダイレクトストレッチを実施します（図3-18）．筋緊張が緩和して圧痛が軽減し，筋力が改善したことを確認してから，しびれや感覚

▶3-1 尺側手根屈筋の機能評価と治療
https://igsmov.igaku-shoin.co.jp/undoukinokinou03835/0301
1:23

▶3-2 尺側手根屈筋への介入後の評価
https://igsmov.igaku-shoin.co.jp/undoukinokinou03835/0302
0:17

## 3 手の指がしびれる　機能障害の特定と筋緊張の改善

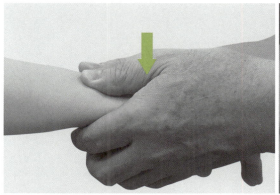

図 3-17　遠位橈尺関節の適合性を改善する
尺骨茎状突起を軽く掌側に押し込む．遠位橈尺関節の安定性が低下していると，尺骨茎状突起が背側に位置していることがある．遠位橈尺関節の安定性が低下すると，尺側手根屈筋の緊張が高くなり，尺側にしびれが生じることがある．

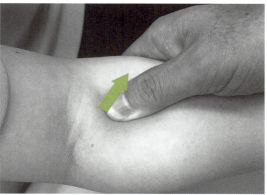

図 3-18　円回内筋のダイレクトストレッチ
痛みやしびれが強くならないように注意しながら，円回内筋を軽く圧迫する．そのままゆっくり筋線維の走行に直角に伸張する．

障害が改善していることを確認します．過度な圧迫は，絞扼を助長し，症状が増強する可能性があるので，注意が必要です．

> **☑ 治療ポイント**
> 1. 頸椎アライメントの改善を図る
> 2. 小胸筋の緊張緩和を図る
> 3. 尺側手根屈筋，円回内筋の緊張緩和を促す

> **💡 エキスパートからのアドバイス**
> 手指のしびれは，筋緊張緩和により症状の軽減が期待できます．

### 📖 文献

1) 中野　隆(編著)：機能解剖で斬る　神経系疾患，第2版．pp263-264，メディカルプレス，2018
2) Boyling JD, 他(編著)，木村哲彦(監訳)，山口　昇，他(訳)：グリーブの最新徒手医学(上)．pp53-68，エンタプライズ，1996
3) Neumann DA(著)，嶋田智明，他(監訳)：筋骨格系のキネシオロジー，原著第2版．pp329-370，医歯薬出版，2005
4) 嵩下敏文，他：慢性疼痛症候群の行動変容療法．理学療法 28：788-795，2011
5) 青木隆明(監)，林　典雄(著)：運動療法のための機能解剖学的触診技術　上肢．pp206-208，メジカルビュー社，2005
6) Schünke M, 他(著)，坂井建雄，松村讓兒(監訳)：プロメテウス解剖学アトラス　解剖学総論/運動器系．p327，医学書院，2007

# 4

## 肩の前側がゆるい
### 肩関節前方不安定症のコントロール

村木孝行

# 4

# 肩の前側がゆるい
## 肩関節前方不安定症のコントロール

## 「肩関節前方不安定性」という症候

　不安定性とは，関節運動時に関節面同士が大きくずれてしまい，痛みや不安感を引き起こしてしまう状態をいいます．最もひどい状態として，「脱臼」が挙げられます．肩関節においては前方への不安定性が多いとされています．具体的には，肩甲上腕関節において，上腕骨頭が肩甲骨関節窩から前方（腹側）に外れようとする動きが生じる状態です．この状態は，肩関節外転位で外旋または水平外転が強制されたときに生じます．また，肩甲上腕関節のゆるみが大きい場合や，脱臼しやすくなるような骨の構造異常がある場合は，外旋や水平外転が強制されない状態でも上腕骨頭が前方に大きく動いてしまうことがあります．通常は転倒時やスポーツ活動時などに受傷するものですが，不安定性がひどくなると日常生活でも症状が生じてしまうことがあります．

## 機能解剖

　上腕骨頭の前方変位を制動する組織には関節上腕靱帯，関節唇，肩甲下筋が挙げられます（図4-1）．前方関節包は上腕骨頭の前側（腹側）全面を覆い，その内側で関節上腕靱帯が補強をしています．関節上腕靱帯は上，中，下に分かれており，上関節上腕靱帯は下垂位，下関節上腕靱帯は外転位，中関節上腕靱帯はその中間位での前方制動に貢献しています．関節唇は，上腕骨頭が関節窩を乗り上げるのを防ぐ土手の役割をしています．肩甲下筋は収縮して張力を高めることで，上腕骨頭を関節窩に押し付け，前方の壁としても作用します．

## 機能破綻と構造破綻の関係性

### ●前方不安定性に関する構造破綻
　通常，前方不安定性を引き起こす構造破綻は，強い外力が肩関節に加わることで起こります．この外力によって肩関節外転位外旋または水平外転が強制されると強大な

4 肩の前側がゆるい　肩関節前方不安定症のコントロール

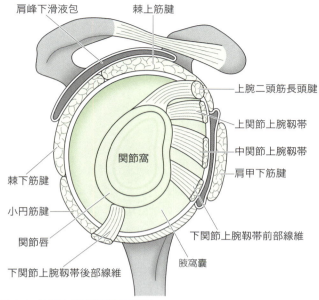

図 4-1　肩甲上腕関節周囲の組織

力で上腕骨頭が前方に押し出され，それを制動しようとする組織が損傷します．具体的には関節唇が関節窩縁から裂離したり(Bankart 損傷)，関節窩縁ごと削れて欠損した状態になったり(関節窩骨欠損)，関節包および関節上腕靱帯が断裂したりします[1]．このような構造破綻により，上腕骨頭がより前方に変位しやすく，脱臼が生じやすくなります．

● **前方不安定性に関する機能破綻**

　機能破綻による前方不安定性とは，上腕骨頭の前方変位を制御する機能の低下，および上腕骨頭を前方に変位させる作用の増強が起こっている状態です．前方変位を制御する筋には腱板筋群，上腕二頭筋長頭が挙げられます．反対に上腕骨頭を前方に変位させる筋は大胸筋です．したがって，腱板筋群と上腕二頭筋の作用が弱く，大胸筋の作用が強くなると前方不安定性が強まります．

　また，正常な状態では肩甲上腕関節への負荷を軽減するために，肩甲骨が適切に動いてくれます．肩関節外転位外旋では肩甲骨が後傾・内転・上方回旋し[2]，水平外転では肩甲骨が内転します．しかし，機能破綻が生じているとこれらの肩甲骨運動が十分に行えなかったり，まったく反対の運動が生じてしまったりします．原因としては，主動作筋である僧帽筋や前鋸筋の筋力低下が挙げられます．加えて，拮抗筋となる小胸筋や広背筋の緊張による伸張性低下が生じていることが多いです．

● **構造破綻と機能破綻のどちらが問題か？**

　肩関節に大きな外力が生じる際に機能破綻が生じていると，構造が破綻しやすくなり前方脱臼が生じます．また，肩甲上腕関節がゆるい人では構造が破綻しなくても機能破綻により脱臼します．したがって構造破綻していない状態では，前方不安定性を制御する機能の破綻が問題になります．

　一方，構造が破綻している場合は機能破綻がなくても前方不安定性が強まり，脱臼

しやすくなります．特に骨性 Bankart 損傷まで生じていると，機能向上を図っても前方不安定性の制御はかなり困難になります．

---

**エキスパートのストラテジー**

# どう評価するか？

### ●問診

一番重要な点は，どのような動きで肩が外れそうになるか，または痛みが生じるかを知ることです．肩関節前方不安定性を有する患者のなかには，肩関節が容易に脱臼してしまう人もいるので，理学療法士が触る前に，気をつけなければいけない肩関節の動きまたは肢位を把握しておかなければなりません．

また，どのような動きのなかで前方不安定性を改善しなければいけないかを知っておく必要があります．これには職業やスポーツの種類，運動内容などの聴取も合わせて行うことが重要です．

### ●関節可動域の評価

関節可動域は肩関節の各方向の運動について評価し，自動運動から始め，次に他動運動で行います．これは自動運動で患者本人が動かせる大まかな可動範囲を把握してから，他動運動を行うほうが安全だからです．

注意すべき運動は，屈曲，外転，外転位外旋，水平外転です．これらの運動は脱臼を引き起こす危険性があるので慎重に行う必要があります．自動運動では患者本人が痛みや不安感を感じる手前まで動かしたところで可動域を計測します．他動運動では理学療法士の手に抵抗を感じ始めるところまで動かして計測するのが基本ですが，関節がゆるい場合には抵抗感が少ないことがあるため，抵抗を感じる前に痛みや不安感を患者が訴える場合にはそこまでで止めて可動域を計測します．

内旋や水平内転により前方脱臼を引き起こすリスクは低いですが，上腕骨頭が前方に変位していると可動域制限や痛みが生じることがあるので，制限や痛みの有無を確認する必要があります．

### ●肩甲上腕関節の評価

肩関節の前方不安定性は肩甲上腕関節で生じるため，肩甲上腕関節の運動を詳細に評価する必要があります．肩甲上腕関節運動の評価では，肩甲骨に対する上腕骨頭の運動を評価します．

前方不安定性においては上腕骨頭が肩甲骨に対し前方に変位しやすいため，問題となる肩関節運動時に上腕骨頭の前方変位の程度を評価します．この前方変位は肩甲骨烏口突起と上腕骨頭前面を触診し，烏口突起に対する上腕骨頭の動きを感じることで評価します（図 4-2, ▶ 4-1 ▶ 4-2）．上腕骨頭の前方変位が感じられる場合は，大胸筋の強い収縮が生じていないか確認します．肩関節運動中に大胸筋を触診し，強い収縮が感じられる場合は，大胸筋が前方変位に関与している可能性があります．

また，上腕骨頭の前方変位を抑制して肩関節を運動させること（Relocation テスト）で痛みや脱臼不安感，可動域が改善するかどうかを評価します（図 4-3）．

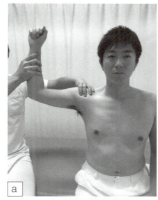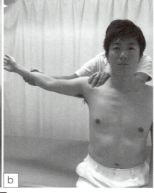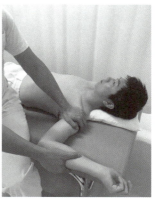

図 4-2　上腕骨頭前方変位の評価
a：肩外転位外旋 ▶4-1，b：肩水平外転 ▶4-2
左中指で烏口突起，左示指で上腕骨頭を触知している．

図 4-3　Relocation テスト
左手掌で上腕骨頭前方変位を抑制している．

### ●肩甲胸郭関節の評価　最重要

　前方不安定性を生じる肩関節運動時に，肩甲胸郭関節運動の評価を行います．まず，評価する肩関節運動に必要な肩甲骨運動（「前方不安定性に関する機能破綻」参照）が生じているかどうかを観察します．この時点で必要な肩甲骨運動が生じていない場合は，どのような肩甲骨運動異常が生じているかを確認します（図 4-4）．

　次に，肩甲骨運動異常を引き起こす主動作筋が収縮しているか，拮抗筋が弛緩しているかを触診します．例えば，肩外転時に肩甲骨が上方回旋せずに下方回旋してしまう場合（図 4-4）は，下方回旋の主動作筋である小胸筋が収縮しているか（図 4-5），拮抗筋である僧帽筋や前鋸筋，広背筋が弛緩しているか，をチェックします．

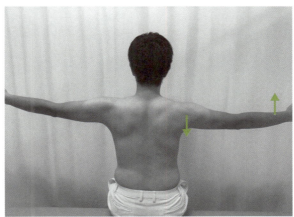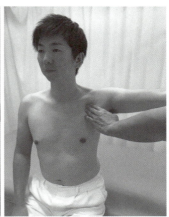

図 4-4　肩関節外転時の肩甲骨下方回旋
肩峰の位置が下がっていないか確認する．

図 4-5　肩関節外転時の小胸筋触診
小胸筋の収縮をチェックする．

▶4-1（図 4-2）　上腕骨頭前方変位の評価　a：肩外転位外旋
https://igsmov.igaku-shoin.co.jp/undoukinokinou03835/0401
0:05

▶4-2（図 4-2）　上腕骨頭前方変位の評価　b：肩水平外転
https://igsmov.igaku-shoin.co.jp/undoukinokinou03835/0402
0:06

必要な肩甲骨運動が生じているが，その運動量が少ない場合，あるいは肩関節運動最終域で肩甲骨運動が止まってしまっている場合は，最終域のどれくらい手前から肩甲骨の運動が止まっているかを評価します．この評価では肩関節運動中に肩甲骨のランドマークを触り，その動きを観察します．

肩関節外転位外旋では，肩甲骨の後傾が外転位外旋最終域のどれくらい手前から止まるかを確認します（図4-6，▶4-3）．肩甲骨の肩甲棘と下角を触診した状態で外転位外旋を行うことで評価します．

肩関節水平外転では，肩甲骨内転が水平外転のどれくらい手前から止まるかを確認します（図4-7，▶4-4）．ランドマークの肩峰角を触診した状態で水平外転を行う際に評価します．

肩関節外転の場合は，肩甲骨上方回旋が外転のどれくらい手前から止まるかを確認します．触診するランドマークは肩甲骨下角となり，肩関節外転運動最終域付近で下角の動きを観察します．

● **体幹の評価**

肩甲胸郭関節が効果的に動くようにするためには，肩甲骨運動の方向に合わせて体幹が動く必要があります．肩関節外転位外旋では肩甲骨後傾が伴うので，肩甲骨後傾に合わせて体幹は伸展することが大切です．効果的に肩甲骨後傾を行えるようにするためには，腰椎で伸展するのではなくT7/8を中心に伸展するのが望ましいので，肩関節外転位外旋時にT7/8が伸展するかどうかを評価します．伸展がみられない場合は体幹だけで伸展運動したときにT7/8が伸展するかどうかを確認します．

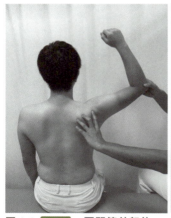

図4-6 ▶4-3 肩関節外転位外旋最終域の肩甲骨運動の最終域における評価
左示指から環指で肩甲棘，左母指で下角を触知し，肩甲骨の後傾を評価する．

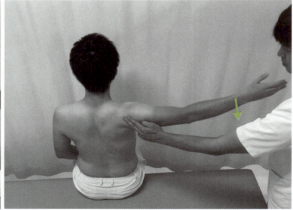

図4-7 ▶4-4 肩関節水平外転最終域の肩甲骨運動の最終域における評価
左示指・中指で肩峰を触知し，肩甲骨の内転を評価する．

▶4-3（図4-6） 肩関節外転位外旋最終域の肩甲骨運動の最終域における評価
https://igsmov.igaku-shoin.co.jp/undoukinokinou03835/0403
0:05

▶4-4（図4-7） 肩関節水平外転最終域の肩甲骨運動の最終域における評価
https://igsmov.igaku-shoin.co.jp/undoukinokinou03835/0404
0:05

肩関節水平外転では肩甲骨内転が必要なので，それに合わせて同側への体幹回旋が重要な要素になります．体幹回旋は胸椎が主体であるため，胸椎全体で回旋が得られるのが望ましいです．肩関節水平外転最終域で体幹が同側回旋しているかどうかを評価します(図4-8)．

● 筋力の評価

腱板筋力は，各腱板筋が筋力を発揮しやすい肢位で筋力検査を行います．棘上筋の検査は肩甲骨面挙上90°で行います．母指が上方に向くようにした状態で保持してもらい，検者は前腕遠位部で上から押して上肢が下がらないかどうかを検査します(図4-9)．患側上肢が下がってしまう場合は，肩甲骨面挙上に筋力低下があると判断します．このとき肩甲骨が下がらずに上肢だけ下がってしまう場合は，棘上筋筋力が低下していると判断します．肩甲骨も上肢も同時に下がってしまう場合は，僧帽筋上部線維や前鋸筋の筋力が低下している可能性があるので，肩甲骨周囲筋群の評価が必要です．

棘下筋の検査は，肩外転0°肘屈曲90°位で行います．肩関節は外旋位に位置させ，前腕遠位に抵抗をかけて検査します(図4-10)．ブレイクテスト(抑止テスト)として行い，内旋方向への抵抗に耐えられないようであれば棘下筋筋力が低下していると判断します．肘の屈曲や肩の伸展で代償していないか確認しましょう．

肩甲下筋の検査は患側の手を患者の腹部に当てた位置で行います．検者はこの患側の手を腹部から引きはがすように力を加えます(図4-11)．患者がこの引きはがす力に打ち勝てず，手が腹部から離れてしまう場合は，肩甲下筋筋力が低下していると判断します．肩甲骨外転や肩関節伸展による代償が生じないように，肩甲骨を内転させ，肘の位置を固定して行います．

<u>肩甲骨周囲筋群の筋力として，僧帽筋上部線維と下部線維，前鋸筋の筋力を検査します</u>．僧帽筋上部線維は前述の棘上筋の筋力検査と同様の肢位で行います(図4-9)．僧帽筋下部線維は腹臥位で肩関節外転135°位から行います．この肢位から上肢を挙

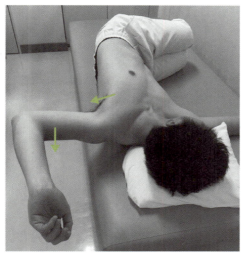

図4-8　肩関節水平外転時の体幹回旋の水平外転時における評価
肩関節水平外転最終域で体幹が同側回旋している例

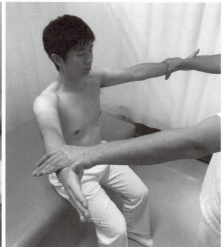

図4-9　棘上筋の筋力検査
検者は前腕遠位部を上から押して評価する．

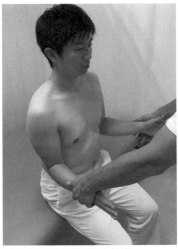
図 4-10　棘下筋の筋力検査
検者は前腕遠位に外側から抵抗をかけ評価する．

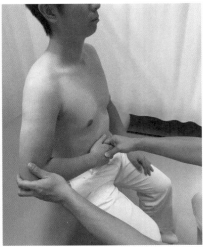
図 4-11　肩甲下筋の筋力検査
検者は患側の手を腹部から引きはがすように力を加える．

上して検査します．上肢挙上したときに肩甲骨が上方回旋・内転・後傾するように誘導し，その肢位で肩甲骨の位置を保持できるかどうかを検査します(図 4-12)．保持できない場合は，僧帽筋下部線維の筋力低下と判断します．

　前鋸筋の検査は端座位で行います．患側の肘関節を屈曲させた状態で肩関節を約 120°屈曲させ，さらに 10°程度水平内転させた位置が検査肢位です．上肢下垂位からこの検査肢位に移るまでの間に，肩甲骨が上方回旋するかどうかを確認します．上方回旋していなければ，検者が介助して上方回旋した位置に保持させます．この検査肢位で，検者は患者の肘に上から力を加え，患者が保持できるかどうかを検査します(図 4-13)．保持できない場合は前鋸筋の筋力低下と判断します．

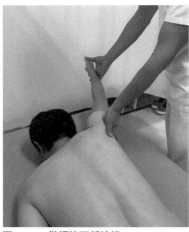
図 4-12　僧帽筋下部線維の筋力検査
腹臥位，肩関節外転 135°位にて行う．

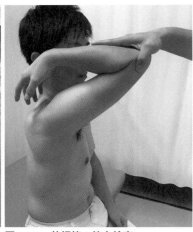
図 4-13　前鋸筋の筋力検査
検者は患者の肘に上から力を加え，患者が保持できるかどうかを評価する．

# 4 肩の前側がゆるい　肩関節前方不安定症のコントロール

> ✓ 評価ポイント
> 1. 肩関節をどの方向の運動でどのくらい動かすと前方不安定性が生じるのか把握する
> 2. 前方不安定性に関連する肩甲胸郭関節や体幹の運動異常の有無を評価する
> 3. 前方不安定性や関連する肩甲骨運動異常の原因となる筋機能の低下を評価する

💡 エキスパートからのアドバイス
前方不安定性を生じさせる機能的な問題を明確にすることが重要です．

**エキスパートのストラテジー**

## どう治療するか？

　肩関節の前方不安定性が軽減するように，肩甲上腕関節と肩甲胸郭関節を中心にそれぞれアプローチします．肩甲上腕関節へのアプローチでは，上腕骨頭が肩甲骨関節窩に押し付けられる力（求心力）を高めることを目標とします．肩甲胸郭関節へのアプローチでは，上腕骨頭の前方変位が生じないように肩甲骨が動く能力を高めることを目標とします．

### ●腱板筋群の筋力強化[3]　抜あり ★★☆

　腱板筋群の強化は肩関節の前方安定性に最も寄与する肩甲下筋から始めます．肩甲下筋の収縮を得るためには，筋力検査で用いた肢位で抵抗をかけて行います[4]．抵抗運動はゴムボールを腹部と手掌の間に挟むか，ゴムチューブを前方から引いて手掌を腹部に近づける方法がよいでしょう．同じ肩関節内旋筋である大胸筋の収縮を軽減するために肩甲骨を軽度内転させた状態を維持しながら行います．また，肘を後方に引くような肩関節の伸展による代償運動が生じないように注意します．

　棘下筋は筋力検査肢位と同様の上肢下垂位で肩関節回旋中間位から外旋抵抗運動を行うことで強化を図ります．運動は座位または立位で行い，ゴムチューブを前方から引く方法で抵抗をかけていきます．肩甲下筋の筋力強化と同様に肩甲骨を軽度内転位に保持し，肩の伸展運動にならないように注意して行います．

　棘上筋の筋力強化も筋力検査肢位を用いて行います．肩甲骨面挙上面で母指が上方に向くようにした状態でゴムチューブを引き上げます．軽量のウエイトを持ち上げることでも代用できます．ウエイトを500 g前後にすると肩甲骨の代償を最小限にして行えます．それでも代償が出てしまう場合は自動運動あるいは自動介助運動で行います．ゴムチューブでもウエイトでも，肩甲骨の代償を生じない負荷で行うのがコツです．

### ●大胸筋緊張抑制下の自動運動　抜あり ★★☆

　大胸筋の収縮を抑制しながら肩関節の自動運動を行います．導入として行いやすいのは背臥位・肩甲骨面挙上30°位での肩関節回旋運動です．理学療法士は患側の大胸筋を触知し，患者は肩関節内旋運動および外旋運動を行います（図4-14）．肩関節回旋運動中に大胸筋の収縮が感じられた場合は，患者にフィードバックし，意識的に収縮

を抑制するように指示します．肩甲骨を軽度内転させて，胸を張るようにさせると大胸筋の収縮を抑制しやすくなります．

● 小胸筋のストレッチング　効 ★★

小胸筋のストレッチングは，前方不安定性が生じやすい肩甲骨下制・前傾・外転を軽減することを目的として行います．患者は背臥位になります．理学療法士は患側の肩関節を 30°程度屈曲させ，患側の肘頭を上腕長軸方向（後上方）に押していくことで小胸筋をストレッチします[3, 5]．小胸筋の付着部である烏口突起を起始部の第 3〜5 肋骨から引き離すイメージで行うとよいです．

● 肩甲骨周囲筋群の筋力強化　一本 ★★★

肩関節外転位外旋や水平外転で必要となる僧帽筋や前鋸筋の筋力強化をすることで肩甲骨内転，上方回旋，後傾運動の拡大を図ります．僧帽筋上部線維の筋力強化は肩関節内旋位での肩甲骨面挙上で行います[6]．この運動は肩関節を最大限に内旋させた状態で，肩峰を頸部に近づけるように意識して上肢を挙上します（図 4-15）．

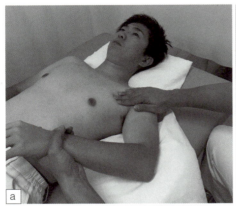 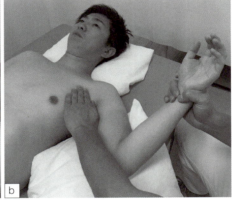

**図 4-14　大胸筋緊張抑制下の肩関節回旋運動**
a：肩関節内旋運動，b：肩関節外旋運動

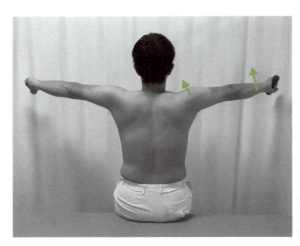

**図 4-15　僧帽筋上部線維の筋力強化**
肩甲骨の内側が挙上しないように注意する．

僧帽筋下部線維の筋力強化は前述の筋力検査で用いた肢位(図4-12)で行います．腹臥位で肩甲骨が上方回旋・内転・後傾するように上肢を挙上しますが，抵抗として500 g程度のウエイトを用います．肩甲骨が動かず，上肢だけの運動にならないよう注意します．

前鋸筋の筋力強化は座位で行います．筋力検査で用いた肢位と類似した肢位で行うように，肘を90°程度屈曲し，両肘でボールやタオルロールなどを挟んだ状態で行います．この状態から上肢を挙上し，同時に肩甲骨下角が前外側に変位するように肩甲骨を上方回旋させて行います(図4-16)．T7/8以下の下位胸椎を伸展させながら行うと上方回旋が行いやすくなります．

● **胸郭の回旋ストレッチング** 有効 ★☆☆

肩甲骨の内転が行いやすくなるように胸郭の回旋ストレッチングを行います．患者は側臥位となり，患側の肘を曲げて前腕を胸部の前に置きます．この状態で患側の方向に胸郭を回旋させます(図4-17)．この際に，健側の手で患側の前胸部を後方に押すようにして行うと上位胸郭から下部胸郭にかけて回旋させることができます．

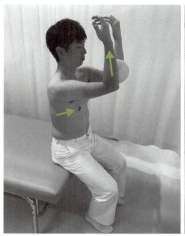 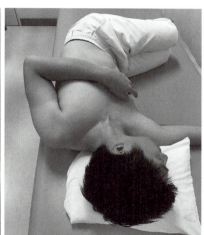

図4-16　前鋸筋の筋力強化
体幹を上方に伸ばし，下部胸郭を前方に出すように行う．

図4-17　胸郭の回旋ストレッチング
骨盤や腰椎が回旋しないように注意する．

> ✓ 治療ポイント
> 1. 上腕骨頭の前方移動が軽減する肩甲骨運動を獲得する
> 2. 上腕骨頭の前方移動を引き起こす大胸筋をリラックスさせる
> 3. 上腕骨頭の求心力が高まる腱板筋群を強化する

> 💡 エキスパートからのアドバイス
> 治療後に上腕骨頭の前方移動を再評価し，効果の高い治療を見極めることが大切です．

### 文献

1) 山本宣幸，他：外傷性肩関節前方不安定症のバイオメカニクス．関節外科 29：1214-1219, 2010
2) 石川博明，他：肩のバイオメカニクス．村木孝行（編）：《痛みの理学療法シリーズ》肩関節痛・頸部痛のリハビリテーション．pp21-33, 羊土社, 2018
3) 村木孝行：肩関節痛への理学療法—理論と実践．村木孝行（編）：《痛みの理学療法シリーズ》肩関節痛・頸部痛のリハビリテーション．pp86-126, 羊土社, 2018
4) Ginn KA, et al：Is subscapularis recruited in a similar manner during shoulder internal rotation exercises and belly press and lift off tests? J Sci Med Sport 20：566-571, 2017
5) Muraki T, et al：Lengthening of the pectoralis minor muscle during passive shoulder motions and stretching techniques：a cadaveric biomechanical study. Phys Ther 89：333-341, 2009
6) Timmons MK, et al：Empty can exercise provokes more pain and has undesirable biomechanics compared with the full can exercise. J Shoulder Elbow Surg 25：548-556, 2016

# 5

## 体幹が硬い，弱いと肩関節を痛めやすい

### 体幹から図る肩関節安定化

千葉慎一

# 5

# 体幹が硬い，弱いと肩関節を痛めやすい　体幹から図る肩関節安定化

## 「体幹が硬い，体幹が弱いと肩関節を痛めやすい」という症候

　肩関節の運動は，複数の関節が1つの機能ユニットを形成して遂行されます．体幹も肩関節の機能ユニットを形成している一部であり，体幹機能の低下が引き金となり肩関節障害が引き起こされることは多々あります．例えば，肩関節痛や腱板断裂は胸椎後弯などの姿勢異常を示す者に多く，姿勢異常を示す者には自動挙上角度，外旋筋力およびQOL低下例が多かったとの報告もあります[1]．また，野球などのオーバーヘッドスポーツでは頭上で肩関節を大きく外旋させる必要がありますが，この外旋は肩関節のみならず，体幹，特に胸椎の伸展による要素も含まれています[2]．オーバーヘッドスポーツで，肩関節外旋時に肩痛を訴える選手のなかには，体幹の可動性や筋力の問題で，胸椎を伸展させる（胸を張る）ことができない選手が多くいます(図5-1)．

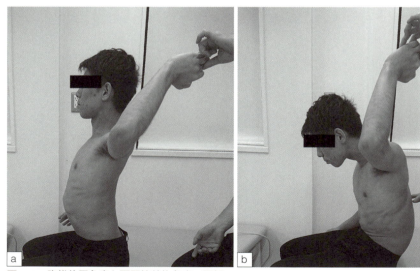

**図5-1　胸椎伸展角度と肩関節外旋角度の関係**
a：胸椎が伸展しているため肩関節外旋角度が大きい．b：胸椎の伸展が少ないため肩関節外旋角度も小さい．
野球などオーバーヘッドスポーツでみられる外旋には，肩関節のみならず，胸椎伸展要素も含まれる．

## 機能解剖

　肩関節は構造的に不安定な関節であり，これを補うために，肩甲骨が上腕骨の動きを追従するように動くことで関節の安定化に貢献しています[3]．その肩甲骨の運動面は胸郭後面であるため，胸郭形状により肩甲骨の運動方向が変わります．つまり，上肢の運動に合わせて胸郭は形状を変える必要があります(図5-2)．体幹機能低下により胸郭の形状を変えることができなければ，肩甲骨運動は妨げられ，結果として肩甲上腕関節に過剰運動が強いられることになります．理学療法士としては，上肢の運動に伴う，肩甲骨の運動方向と胸郭（体幹）の運動の関連を考える必要があります．

## 機能破綻と構造破綻の関係性

　あらゆる動作で上腕骨と肩甲骨は協調し合いながら運動し，その協調性が破綻すると肩関節障害を引き起こします．前述したように肩甲骨運動は胸郭形状変化と協調して動きます．日常生活やスポーツ動作では体幹のどのような動きが不足すると障害につながるのでしょうか．以下に，その例を考察してみましょう．

### ●高所へのリーチ動作

　高所へのリーチ動作の場合，挙上側の胸郭を伸張し，肩甲骨を上方回旋させ，関節窩を上方に向けます．このとき，挙上側の胸郭が伸張しなければ，肩甲骨の上方回旋が不足し，肩甲上腕関節には過剰な運動が強いられ，impingementのような症状を引

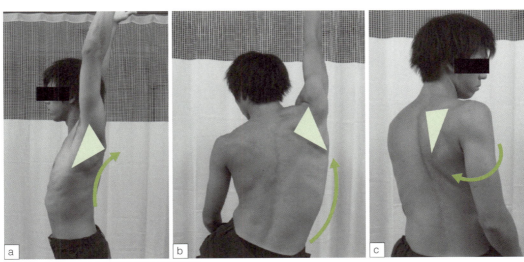

**図5-2　胸郭形状と肩甲骨運動方向の関係**
a：両側の肩甲骨が後傾するためには，胸郭後面が反った状態となる必要がある．b：一側の肩甲骨が挙上，上方回旋するとき，挙上側の胸郭が伸張する必要がある．c：一側の肩甲骨が内転するとき，胸郭は後方へ回旋する必要がある．
肩甲骨の運動方向に合わせ，胸郭は形状を変える．

き起こします(図5-3a).

### ● 結髪動作

結髪動作では，肩関節は外転，外旋します．このとき，肩甲骨が上方回旋，後傾，下制すれば肩甲上腕関節に負担をかけずに楽に結髪動作を行うことができます．そのためには，胸椎が伸展し，胸を張ることができると，肩甲骨は容易に動くことができます．胸椎伸展運動が不足すると，肩甲骨上方回旋および，後傾，下制が不足するため結髪動作の妨げとなります(図5-3b).

### ● 結帯動作

結帯動作では肩関節は内旋しながら，外転または内転します．このとき，肩甲骨が外転，挙上，前傾することができれば，肩甲上腕関節に負担をかけずに楽に結帯動作を行うことができます．そのためには，胸椎は屈曲し円背傾向のほうが肩甲骨は容易に動くことができます．胸椎屈曲が低下した場合や，胸椎を伸展させている例では，肩甲骨の外転，挙上，前傾が妨げられ，結帯動作が困難となります(図5-3c).

### ● 野球

投球動作のearly cocking phaseでは肩関節は内旋位の状態で外転します．このとき，肩甲骨は内転した状態から挙上しなければなりません．そのためには，胸郭が挙上側と同方向に回旋しなければなりません．このとき，胸郭回旋運動が不足すると，肩甲骨内転が妨げられ，肩甲上腕関節は伸展，または水平外転位となり，肩甲上腕関節前方へのストレスを増すことになります(図5-4a).

Late cocking phaseでは肩関節は投球動作中，最大に外旋します．この時期における外旋角度の不足は投球障害肩や投球障害肘の原因になるといわれています．この外旋運動には肩甲骨後傾と胸椎伸展運動も含まれており[2]，このとき，胸椎伸展が不足すると肩甲骨後傾も妨げられ，外旋角度の減少につながります(図5-4b).

Follow through phaseでは肩関節には内旋と内転の運動が加わり，肩甲上腕関節後方に投球動作中で最大の力が加わる[4]といわれています．このとき，体幹が投球方向へ屈曲，回旋すると，肩甲骨も外転，前傾し肩甲上腕関節に加わる内旋，内転のストレ

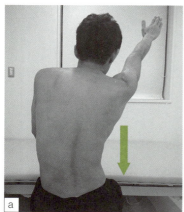 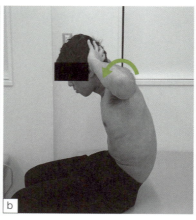 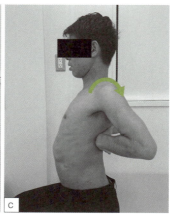

**図5-3　胸郭形状と肩甲骨の運動制限**
a：上方へのリーチ動作で挙上側の体幹側面が伸張しないと肩甲骨の挙上，上方回旋が妨げられる．b：胸椎が伸展しないと，肩甲骨の後傾が妨げられ結髪動作が困難になる．c：胸椎が屈曲しないと，肩甲骨の前傾，挙上が妨げられ結帯動作が困難となる．
胸郭形状変化が不十分だと，肩甲骨の運動が妨げられる．

# 5 体幹が硬い，弱いと肩関節を痛めやすい　体幹から図る肩関節安定化

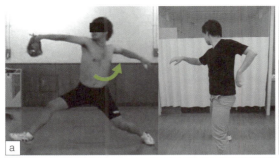
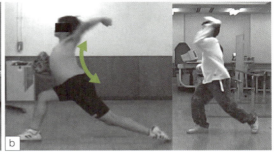
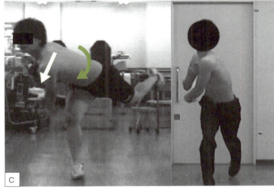

**図 5-4　投球動作にみる機能破綻と構造破綻の関係**
a：Early cocking phase で体幹の後方への回旋が不足すると，肩甲骨の内転が妨げられ，代償的に肩甲上腕関節は伸展が優位となる．b：Late cocking phase で胸椎の伸展が不足すると，肩甲骨の後傾が妨げられ，肩関節外旋角度が減少する．c：Follow through phase で体幹の前方への回旋が不足すると，肩甲骨の外転，前傾の動きが妨げられ，肩甲上腕関節後下方へのストレスが増す．投球動作において，体幹運動が不十分だと，障害をまねきやすいフォームになる．

スを緩衝してくれます．体幹，特に胸郭の運動が不足すると，肩甲骨の運動を妨げ，肩甲上腕関節後方へのストレスを増すことになります（図5-4c）．

## エキスパートのストラテジー

### どう評価するか

　肩関節運動における体幹機能を評価する際は，肩甲骨の運動面である胸郭が，肩甲骨の運動方向に合わせて形を変えることができるかどうかを評価します．つまり，体幹に十分な可動性が確保されているかを評価します．また，肩関節運動における肩甲骨の安定性は，肩甲骨周囲筋の起始部である体幹が安定して初めて得ることができます．したがって，肩関節を使用する際の姿勢維持のための体幹筋力があるかどうかを評価する必要もあります．評価の手順としては，肩甲骨可動性を確認し，次に体幹可動性を確認します．最後に肩甲骨の運動に必要な姿勢を保持できるかどうかを評価します．

● 可動性の確認

　まずは肩甲骨可動性を確認し，次いで，体幹可動性の確認を行います．体幹の可動性は，肩甲骨の動きを考慮し，屈曲，伸展，側屈，回旋の可動性を評価します．両側肩甲骨が同時に動くときの体幹の動きは，矢状面上での前後方向への動きが中心です．したがって，両側肩甲骨が同時に動くときの体幹の評価は，屈曲，伸展の可動性を確認します．両側肩甲骨の内転，下制，後傾は背面が反った状態のほうが楽に肩甲骨を動かすことができるため，胸椎が伸展し，背部が十分に伸びるかどうかを確

認します．両側肩甲骨の外転，挙上，前傾は背面が丸まった状態のほうが楽に肩甲骨を動かすことができるため，胸椎が屈曲し，背部が十分に丸くなれるかどうかをみます(図 5-5)．また，体幹運動は胸椎と腰椎が連動して遂行されるため，胸椎可動性だけを確認するのではなく，脊柱全体の可動性として確認する必要があります．屈曲時は，背部が丸まっているかどうかだけをみるのではなく，腰部が丸くなっているかどうかも確認する必要があります．したがって，<u>体幹屈曲を確認する際は，脊柱全体が描く弧の形を注意深く観察します．胸椎，腰椎ともに十分な可動性が確保されている場合，脊柱は曲率が均等な弧を描きます</u>．胸椎，腰椎どちらかの動きが悪い場合は，どちらかのラインが直線的になり，曲率が不均等な弧を描きます(図 5-6a)．

片側肩甲骨が動くときは，体幹運動は矢状面上だけではなく，前額面上での動きである側屈，水平面上での動きである回旋可動性を評価する必要があります．片側肩甲骨の挙上，上方回旋の場合，挙上側の胸郭側面が伸張されると肩甲骨を楽に動かすことができます．したがって，挙上側と反対側への体幹側屈の可動性の確認を行います．このときは可動性を左右で比較しますが，側屈角度のみを比較するのではなく，体側が描くラインも併せて確認します．<u>側屈したときの体側のラインが直線的な場合は，胸郭側面が十分に伸張されていない状態を示します．胸郭が十分に伸張している場合は体側のラインは弧を描きます</u>(図 5-6b)．片側肩甲骨が外転，内転する際は，体幹が回旋することで肩甲骨を楽に動かすことができます．外転の場合は体幹の前方回旋，内転の場合は後方回旋の可動性を確認します．

最後に肩甲骨と体幹，双方の動きを同時に確認します．肩甲骨内転と体幹後方回旋の可動性(図 5-7a)，肩甲骨外転と体幹前方回旋の可動性(図 5-7b)，肩甲骨の挙上，上方回旋と体幹側方の伸張性(図 5-7c)を行います．また，投球動作の follow through phase での動きを想定した，肩甲骨外転，前傾と体幹屈曲回旋の可動性を確認します(図 5-7d)．

● 筋力の確認　最重要

肩関節が運動する際，特に重い物を持つなど外力に抗する際は，胸郭に対して肩甲骨が安定していなければなりません．そのためには，肩甲骨周囲筋の筋力が十分に確保されている必要があります．しかし，肩甲骨運動にかかわるすべての肩甲骨周囲筋

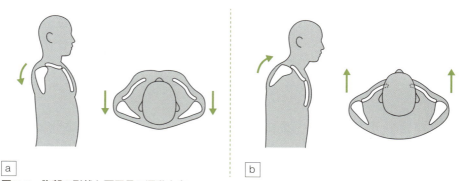

図 5-5　胸郭の形状と肩甲骨の運動方向
a：胸椎が伸展することで，肩甲骨は下制，後傾，上方回旋，内転方向へ動きやすくなる．b：胸椎が屈曲することで，肩甲骨は挙上，前傾，下方回旋，外転方向へ動きやすくなる．
胸椎が屈曲，伸展し，胸郭形状が変化すると肩甲骨の運動方向も変化する．

5 体幹が硬い，弱いと肩関節を痛めやすい　体幹から図る肩関節安定化

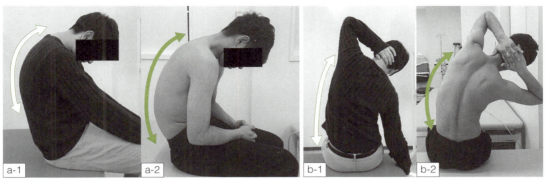

**図 5-6　体幹可動性の確認**
a：体幹屈曲可動性の評価，b：体幹側屈可動性の評価
a-1 は腰椎屈曲が不十分なため，胸椎のみ弧を描き腰椎は直線的になっている．a-2 は胸椎から腰椎まで十分に屈曲しているため，脊柱全体が弧を描いている．
b-1 は胸郭側面が十分に伸張されていないため，体側のラインが直線的である．b-2 は胸郭側面が十分に伸張しているため，体側のラインから弧を描いている．

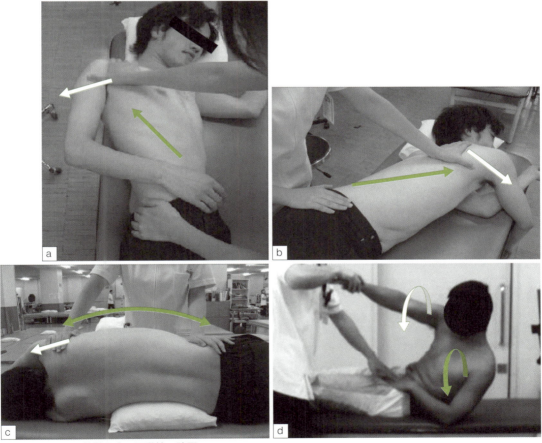

**図 5-7　肩甲骨と体幹双方の可動性の確認**
肩甲骨可動性（⇨）と体幹可動性（→）を同時に確認する．
a：肩甲骨内転と体幹の後方回旋の可動性の確認，b：肩甲骨外転と体幹の前方回旋の可動性の確認，c：肩甲骨の挙上，上方回旋と体幹側方の伸張性の確認，d：投球動作の follow through phase での動きを想定した，肩甲骨の外転，前傾と体幹の屈曲回旋の可動性の確認

は，脊柱と胸郭に起始部があり，停止部は肩甲骨にあります．したがって，肩甲骨周囲筋が収縮し，肩甲骨を効率よく動かすためには，肩甲骨周囲筋の起始部である体幹が安定していなければなりません．筋力評価には一般的にMMTが用いられますが，MMTにより肩甲骨周囲筋の筋力低下が認められた場合，その理由が肩甲骨周囲筋自体の筋力低下によるものか，肩甲骨周囲筋の起始部である体幹安定性低下によるものかを鑑別する必要があります．具体的な方法としては，MMTを行う際，肩甲骨周囲筋の起始部である体幹固定の有無で筋力の比較を行い判断します．肩甲骨周囲筋自体に筋力低下が認められる場合は，体幹を固定しても固定しなくても筋力差は認められません．しかし，体幹固定により明らかに筋力が向上する場合は，肩甲骨周囲筋の筋力は正常であるが体幹の安定性が不良なため，肩甲骨周囲筋の筋力を発揮できなかったと解釈します（図5-8）注．

　前述の方法は臥位で行う方法ですが，肩甲骨挙上筋力の評価は端座位で行います．まず，両側の挙上筋力を同時に確認します．筋力に左右差があれば，僧帽筋など肩甲骨挙上筋の筋力低下が疑われますが，最大抵抗に対抗して肩甲骨挙上位を保つことができ，さらに左右差がなければ挙上筋力は正常と判断できます．次に片側ずつ筋力を評価します．両側同時に確認した際には左右差がなかったのに，左右差が認められた場合，肩甲骨挙上筋自体の筋力差ではなく別の要因による差であると評価することができ，姿勢を維持するための体幹筋力，挙上側と反対側の体幹筋力による差であると考えることができます．次に，重心を側方（挙上側）へ移動させた状態で肩甲骨挙上筋力を確認します．このとき，抵抗に抗して肩甲骨の挙上を維持できない場合，先に行った評価結果と合わせると，姿勢を維持するための体幹筋力がないため，肩甲骨挙上筋力を発揮できなかったと判断できます（図5-9，▶5-1）．

　肩甲骨周囲筋の筋力を発揮できない理由が体幹安定性低下によるものであると判断できた時点で，体幹の筋力評価を行います．具体的な方法は，肩甲骨の運動方向に合

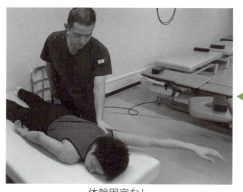
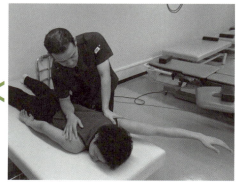

体幹固定なし　　　　　　　　　　　　　　　　体幹固定あり

**図5-8　肩甲骨周囲筋筋力の評価**
体幹固定の有無で筋力の比較を行う．体幹固定ありの場合のほうが肩甲骨周囲筋の筋力を発揮できる場合は，肩甲骨周囲筋筋力は正常，体幹の安定性に問題ありと判断できる．

---

注　正式なMMTの手技では抵抗は前腕部に加えます．しかし，肩関節に痛みを有する肩関節疾患患者に対して肩関節より遠位に抵抗を加えた場合，痛みで正確な肩甲骨周囲筋の筋力を評価することができません．したがって，筆者は肩関節疾患患者の肩甲骨周囲筋のMMTを行う際は肩甲骨自体に抵抗を加えたほうがよいと考えています．

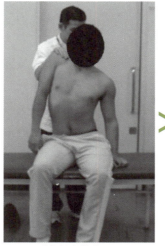 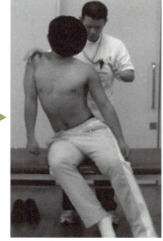

重心側方移動なし　　　　　　重心側方移動あり

**図 5-9** ▶5-1　**端座位での肩甲骨周囲筋筋力の評価**
重心を側方へ移動させたときとしないときで筋力を比較する．重心を側方へ移動させたときに肩甲骨挙上筋力を発揮できなくなる場合は，肩甲骨周囲筋筋力は正常，姿勢を維持する体幹機能が不良であると判断できる．

わせて体幹を誘導し，その姿勢を保持させます．次に，その姿勢を崩すように抵抗を加え，抵抗に抗して姿勢を維持できるか，できないかで体幹筋力の評価を行います．図 5-10 の a は体幹の前方回旋に対する方法，b は後方回旋，c は体幹側屈筋力に対する方法，d は投球動作の follow through phase での動きを想定した，体幹の屈曲，回旋筋力を評価する方法です．c のみは姿勢を崩す方向へ外力を加えるのではなく，反対側の骨盤が挙上するまで重心を側方へ移動させ，その姿勢を保持させます．両肩を結ぶ線が床と平行な状態でその姿勢を維持できるかどうかで体幹機能を評価します．

> **評価のポイント**
> 1. 肩甲骨の運動方向を考慮した体幹の可動性を確認する
> 2. 体幹を固定したときの肩甲骨周囲筋筋力と，固定しないときの肩甲骨周囲筋筋力の比較を行う
> 3. 姿勢を維持するための体幹筋力を評価する

> **エキスパートからのアドバイス**
> 肩甲骨の動きとともに，体幹の形状を変えられるか，その姿勢を維持できるかを評価することが重要です．

▶5-1
（図 5-9）

端座位での肩甲骨周囲筋筋力の評価
https://igsmov.igaku-shoin.co.jp/undoukinokinou03835/0501
0:34

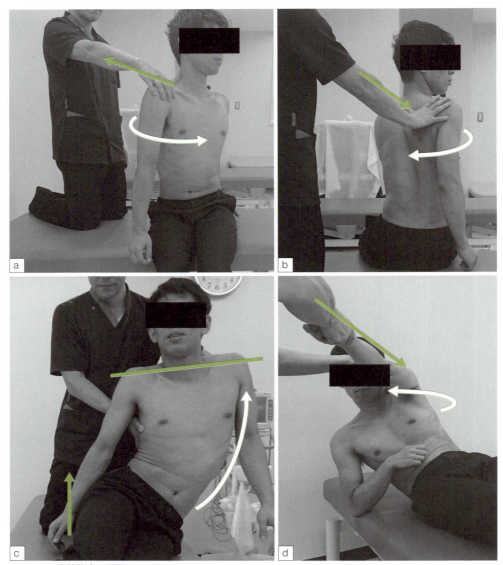

**図5-10 体幹筋力の評価**
体幹を⇨方向へ誘導し,その姿勢を崩すように➡方向へ抵抗を加え,体幹筋力を評価する.
a:体幹前方回旋に対する筋力評価,b:体幹後方回旋に対する筋力評価,c:体幹側屈に対する筋力評価,
d:Follow through phase での動きを想定した体幹屈曲,回旋筋力の評価

### エキスパートのストラテジー
## どう治療するか？

　　治療目的は,自動運動で体幹を柔軟に動かすことができるようになり,また,その姿勢を保持できる体幹機能を獲得させ,体幹運動と肩甲骨運動の協調性を改善させることです.手順は,はじめに体幹に対して他動的にストレッチを加え,体幹可動域を確保します.次に確保した可動範囲内の介助運動や姿勢保持により体幹筋のトレーニ

ングを行います．最後に肩甲骨と体幹運動の複合運動を行い体幹と肩甲骨運動の協調性の改善を図ります．

● **体幹の他動的ストレッチ** 技あり ★★☆

「この方向へ肩甲骨を動かしたい」という目標を設定したうえで，体幹の運動方向を決め，その方向に他動的な伸張を加えます．必要に応じて，クッションやストレッチポールなどを利用すると効率よく可動性を広げることができます．また，「どう評価するか　可動性の確認」で述べましたが，体幹と肩甲骨を同時に動かすことで，体幹に対する伸張を加える方向がより明確となります．図 5-7 と同様の方法でストレッチを行います．

● **下部体幹の他動的ストレッチ** 有効 ★☆☆

このストレッチは骨盤の側方傾斜を引き出すことが目的です．骨盤の動きを引き出すことで，腰椎レベルでの体幹の動きを引き出すことができます．背臥位で両下肢を揃えた状態で，他動的に両下肢を側方へ動かし，胸郭–骨盤間にストレッチを加えます（図 5-11， ▶5-2 ）．

● **深呼吸による胸郭のセルフ・ストレッチ** 有効 ★☆☆

体幹を最大に側屈させ，その姿勢を保持したまま深呼吸を行わせます．深呼吸を繰り返しながら，徐々に側屈角度を増していきます．屈曲や伸展，回旋の場合も同様に，可動域の最終域で姿勢を保持したまま深呼吸を行わせることで，可動性を広げることができます．

● **Early cocking phase を意識した体幹のセルフ・ストレッチ** 技あり ★★☆

肩甲骨の内転と体幹の後方回旋を同時に引き出すことを目的としています．運動開始肢位は，立位または四つ這い位で，投球側の手を頭の後ろに組み，非投球側の手はベッド上についた状態です．この状態から，非投球側の上肢でベッドを押しながら，投球側の肘が天井に向くように体幹を後方回旋させます（図 5-12a）．

● **Late cocking phase を意識した体幹のセルフ・ストレッチ** 技あり ★★☆

肩甲骨の後傾と体幹の伸展を同時に引き出すことを目的としています．運動開始肢位は端座位で，両手を頭の後ろで組み，両肩関節を水平内転させた状態とします．この状態から，両肘を天井に向けるように体幹を伸展させます（図 5-12b）．

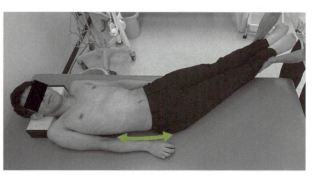

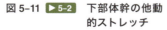
**図 5-11** ▶5-2 **下部体幹の他動的ストレッチ**
両足を同時に側方へ動かすことで骨盤を傾斜させ，骨盤–胸郭間を（⇔方向へ）伸張する．

▶5-2
（図 5-11）   **下部体幹の他動的ストレッチ**
https://igsmov.igaku-shoin.co.jp/undoukinokinou03835/0502
0:16

● **Follow through phase を意識した体幹のセルフ・ストレッチ** 技あり ★★

　肩甲骨の外転，前傾と体幹の屈曲，回旋運動を同時に引き出すことを目的としています．運動開始肢位は端座位です．投球側の手で非投球側の足部を触るように，体幹を屈曲，回旋させます（図5-12c）．

● **体幹の介助運動** 効 ★

　基本はストレッチにより確保された運動範囲を患者自身に動いてもらいます．このとき，運動を正確な方向へ誘導する目的で介助します．図5-13は，体幹側屈に対する介助運動です．体幹側屈機能の向上により，肩甲骨挙上，上方回旋がより楽に行えるようになります．上肢挙上側へ重心を側方移動させ，挙上側の体幹側面が伸張し，反対側の骨盤挙上が可能となる（図5-13a）ように介助します．このとき，挙上側と反対側の肩が下制してしまうと，反対側体幹の伸張性を低下させる（図5-13b）ので，両肩を結ぶ線が床に平行な状態を保つことが重要です．

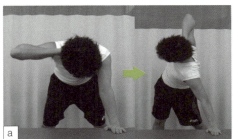 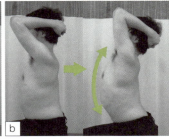 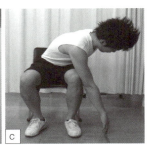

**図5-12　投球動作を意識した体幹のセルフ・ストレッチ**
a：Early cocking phase を意識した体幹のセルフ・ストレッチ．b：Late cocking phase を意識した体幹のセルフ・ストレッチ．c：Follow through phase を意識した体幹のセルフ・ストレッチ

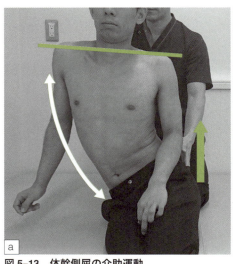 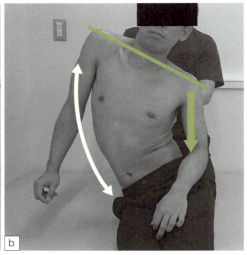

**図5-13　体幹側屈の介助運動**
a：良好例，挙上側の体幹側面を伸張し（⇔），反対側の骨盤挙上（↑）が可能になるように介助する．
b：不良例，体幹側面を伸張（⇔）するために，反対側の肩を下制（↓）させてしまう．

● **骨盤傾斜運動** 技あり ★★

前述の体幹側屈運動には骨盤側方傾斜機能が必要です．このトレーニングにより骨盤傾斜機能が改善すると，体幹側屈機能が向上します．トレーニングは四つ這いで両膝を揃え，膝を軸に腰を振るような要領で骨盤を左右に傾斜させます（図5-14，▶5-3）．

● **肩甲骨–体幹の協調運動** 一本 ★★★

肩甲骨の運動と体幹の運動を同時に行います．はじめはゆっくりとしたリズムから始め，徐々にリズムを早くし，日常生活動作に近づけます．背中を丸めながら両上肢を前方へリーチさせる（図5-15a）ことで両肩甲骨外転機能を，胸を張りながら両上肢を水平外転させる（図5-15b）ことで両肩甲骨内転機能を改善させることができます．背中を丸めながら両上肢を伸展させる（図5-15c）ことで両肩甲骨挙上と前傾の機能を，背中を伸ばしながら両上肢を屈曲させる（図5-15d）ことで肩甲骨下制と後傾の機能を改善させることができます．体幹を側屈させながら一側上肢を上方へリーチさせる（図5-16a，▶5-4）ことで片側肩甲骨挙上，上方回旋運動を，体幹を前方に回旋させながら一側上肢を前方へリーチさせる（図5-16b）ことで片側肩甲骨外転運動を，体幹を後方回旋させながら一側上肢を後方へリーチさせる（図5-16c）ことで片側肩甲骨内転運動を改善させることが可能となります．

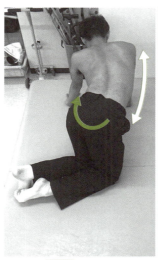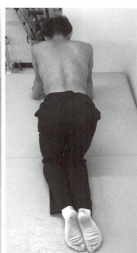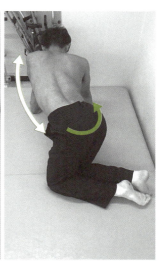

**図5-14** ▶5-3 **骨盤傾斜運動**
四つ這い位で膝を軸に腰を振るように骨盤を左右に傾斜させる．骨盤を➡方向へ動かすことで，⇕方向へ体幹が伸張される．

▶5-3
（図5-14）

骨盤傾斜運動
https://igsmov.igaku-shoin.co.jp/undoukinokinou03835/0503
0:08

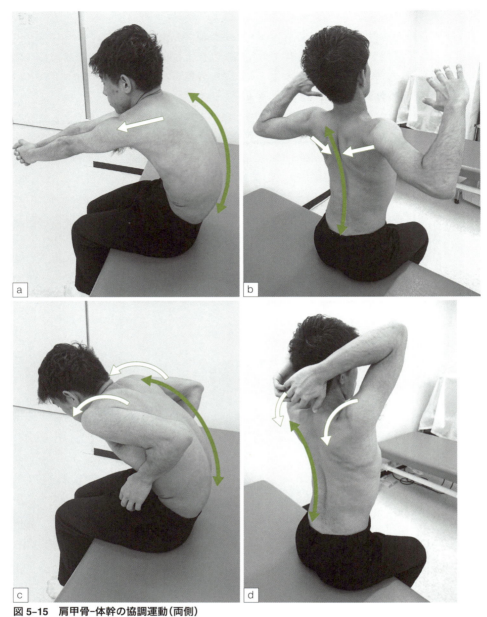

**図 5-15　肩甲骨-体幹の協調運動（両側）**
体幹を➡方向へ動かすと同時に，肩甲骨を⇨方向へ動かす．
a：両肩甲骨の外転と体幹屈曲の協調運動，b：両肩甲骨の内転と体幹伸展の協調運動，c：両肩甲骨の挙上，前傾と体幹屈曲の協調運動，d：両肩甲骨の下制，後傾と体幹伸展の協調運動

5 体幹が硬い，弱いと肩関節を痛めやすい　体幹から図る肩関節安定化

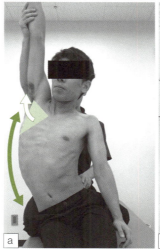
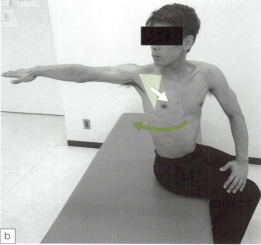
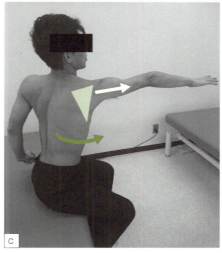

**図 5-16　肩甲骨-体幹の協調運動（片側）**
体幹を➡方向へ動かすと同時に，肩甲骨を⇨方向へ動かす．
a ▶5-4：片側肩甲骨の挙上，上方回旋と体幹側屈の協調運動，b：片側肩甲骨の内転と体幹後方回旋の協調運動，c：片側肩甲骨の外転と体幹前方回旋の協調運動

---

> ✅ **治療ポイント**
> 1. 体幹可動性を改善する
> 2. 体幹筋機能（筋力）を改善する
> 3. 肩甲骨と体幹の協調性を改善する

　💡 **エキスパートからのアドバイス**
肩甲骨の運動機能を改善したければ，まずは体幹機能の改善を行うことが近道です．

---

▶5-4
（図 5-16a）

肩甲骨-体幹の協調運動（片側）
https://igsmov.igaku-shoin.co.jp/undoukinokinou03835/0504
0:28

73

## 文献

1) 山本敦史, 他：姿勢異常が肩関節痛および腱板断裂に及ぼす影響. 肩関節 34：471-474, 2010
2) 宮下浩二, 他：投球動作の肩最大外旋角度に対する肩甲上腕関節と肩甲胸郭関節および胸椎の貢献度. 体力科学 58：379-386, 2009
3) 山口光國, 他：肩関節 Cuff-Y exercise. 山嵜　勉（編）：整形外科理学療法の理論と技術. pp202-251, メジカルビュー社, 1997
4) 田中　洋, 他：投球動作のバイオメカニクスと運動連鎖—投球動作のバイオメカニクスと投球障害. 臨スポーツ医 29：47-54, 2012

# 6

## 膝が不安定
### 膝前十字靱帯再建術後の不安定性予防

小柳磨毅

# 6

# 膝が不安定
## 膝前十字靭帯再建術後の不安定性予防

## 「膝前十字靭帯再建術後の不安定性」という症候[1]

　　膝前十字靭帯（ACL）損傷は，女性アスリートの着地，急停止，方向転換時などに，高頻度に発症するスポーツ外傷です．ACL は血行に乏しく自然治癒能が低いため，ひとたび損傷を受けると断端が退縮し，多くの症例が永続的な不安定膝となります．ACL を損傷してもスポーツ活動や強度の高い運動を継続すると，膝関節が「ガクッとなる」，膝くずれ（giving way）を生じます．膝くずれを反復すると二次的な半月板や関節軟骨の損傷を来し，早期に二次性の変形性膝関節症に至ります．このため，自家移植腱を用いた ACL 再建術が標準的な治療となります．

## 機能解剖

　　ACL は大腿骨外側顆の窩間側後方から脛骨プラトーの内側顆間結節に向かって，後外側から遠位前方にねじれながら走行する，紐状の線維束からなる靭帯です．ACL は端座位などの非荷重位の運動（OKC）では，大腿骨に対する脛骨の前方移動と内旋運動を制動しています．一方，足部が固定された荷重位の運動（CKC）では，逆に脛骨に対する大腿骨の後方移動と外旋を制動していると考えるのが妥当です．いずれも脛骨と大腿骨の相対的な変位であり，ACL は膝関節の伸展域で前方剪断力と外反，内旋を制動しています（図6-1）．

## 機能破綻と構造破綻の関係性

### ●ACL と大腿四頭筋，ハムストリングスの力学的関係[2]
　　大腿四頭筋の収縮力は膝伸展域で前方剪断力を発生し，ACL に対して antagonist（拮抗筋）となります．膝伸展域での強大な大腿四頭筋の収縮力は，ACL 損傷の発生因子となります．逆にハムストリングスの収縮力は，屈曲に伴い膝関節の後方剪断力を発生し，ACL と共同的な作用を果たすため，synergist（共同筋）とされます（図6-2）．

# 6 膝が不安定　膝前十字靱帯再建術後の不安定性予防

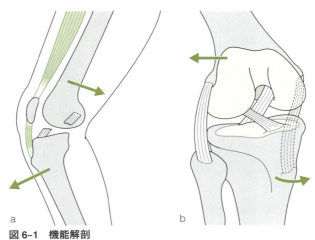

図 6-1　機能解剖
a：下腿の前方引き出し（←）と大腿の後方引き出し（→）を制動する，b：脛骨の内旋（→）と大腿骨の外旋（←）を制動する．

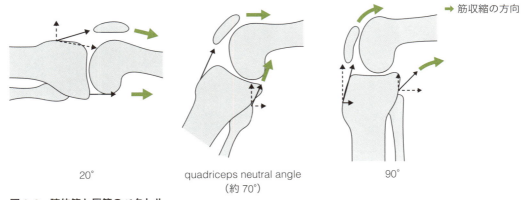

20°　　　　quadriceps neutral angle　　　90°
　　　　　　　（約 70°）

図 6-2　膝伸筋と屈筋のベクトル
膝伸筋：膝屈曲角度が 20°では前方剪断力，90°では後方剪断力を生じ，70°では［中立の角度（quadriceps neutral angle）］となり，剪断力が発生しない．膝屈筋：屈曲に伴い後方剪断力が増大する．

● 抗重力位で ACL が構造的に破綻する発生機序

① 矢状面

　前傾姿勢は大腿四頭筋に比較してハムストリングスの筋活動が増大して均衡が高まり，さらに脛骨プラトーが前方へ傾斜します．これより大腿骨顆が重力によって前方へ滑ることも加わって前方剪断力が減少し，ACL 損傷には安全な姿勢となります（図 6-3）．逆に後傾姿勢の筋活動は，大腿四頭筋の増大とハムストリングスの減少による筋収縮力の不均衡を生じ，さらに脛骨プラトーが後傾して大腿骨顆が重力によって後方へ滑り，膝関節の前方剪断力が増大し，ACL 損傷の危険性が高まります[3,4]（図 6-4）．

② 前額面

　着地や方向転換時などの荷重位における，膝の内側移動（knee-in）と足位外転（toe-out）の下肢アライメントが，ACL 損傷の危険肢位とされています．さらに身体質量の過半数を占める体幹と頭部の重心位置が，外側方向に変位（trunk-out）すると，膝外

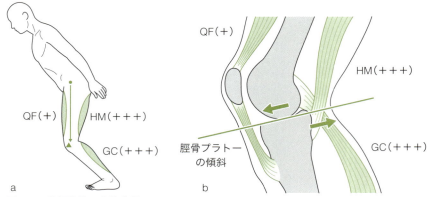

**図 6-3 前傾姿勢の生体力学**
QF：大腿四頭筋　HM：ハムストリングス　GC：下腿三頭筋
（＋）収縮あり　（＋＋＋）強い収縮
a：筋活動．前下肢の後面筋が強く収縮する．b：重力と剪断力．大腿骨顆が前方へ滑り，膝屈筋収縮とともに後方剪断力が発生する．

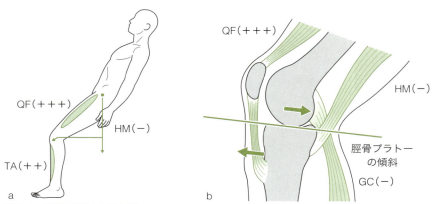

**図 6-4 後傾姿勢の生体力学**
QF：大腿四頭筋　HM：ハムストリングス　TA：前脛骨筋　GC：下腿三頭筋
（－）収縮なし　（＋＋）中等度の収縮　（＋＋＋）強い収縮
a：筋活動．下肢の前面筋が強く収縮する．b：重力と剪断力．大腿骨顆が後方へ滑り，膝伸筋収縮とともに前方剪断力が発生する．

反（外部）モーメントが増大し，ACL損傷の発生因子となります[5]（図6-5）．

### ③ 水平面

足位はtoe-outが多いのですが，膝は外反に伴って内旋（大腿骨の外旋）が生じてACLを損傷し，損傷後に急峻に整復するとされています（図6-5）．

#### ●ACL再建術後の不安定性に影響する因子[1]

再建手術において解剖学的な位置に骨孔が作成されないと，膝関節の安定性は獲得されません．このほかにACL再建術後の不安定性には，再建靱帯の再損傷や弛緩，骨孔との癒合不全，関節包など二次的な制動機構の弛緩性などが発生要因となります．

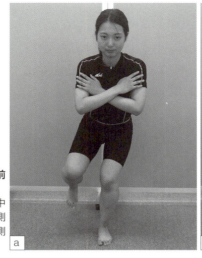
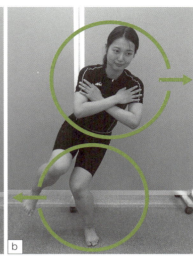

**図 6-5　安全肢位と危険肢位（前額面）**
a：安全肢位．下腿と体幹が正中にある．b：危険肢位．膝が内側へ移動（knee-in）し，体幹が外側へ移動（trunk-out）する．

## エキスパートのストラテジー
## どう評価するか

　非荷重位の評価として，膝関節の不安定性検査，下肢の関節可動域検査と筋力検査を行います[6]．

### ●膝関節の不安定性検査
#### ① Lachman テスト
　背臥位にて膝を 20～30°屈曲させて行う，最も信頼性の高い前方不安定性検査です．大腿遠位部を膝蓋骨直上で外側より把持して固定し，下腿近位端を内側より把持し前方（脛骨プラトーの方向）へ素早く引き出します．すべての線維束が伸張された ACL に急峻なストレスを加える Lachman テストは，ACL 不全膝では脛骨の前方移動が増大し，しっかりとした終点（end point）が消失します（図 6-6，▶6-1）．

#### ② 前方引き出しテスト（Anterior drawer テスト）
　膝 90°屈曲位で行う古典的な前方引き出しテストです．後外側線維束の弛緩によって偽陰性となる率が高いため，Lachman テストと比較すると ACL 損傷の診断に対する有用性は低いとされます．また後十字靱帯（PCL）損傷の後方不安定性による偽陽性の可能性もあります（図 6-7，▶6-2）．

#### ③ 回旋不安定性テスト（Jerk テスト，N テスト，Pivot shift テスト）
・Jerk テスト，N テスト
　背臥位で膝屈曲位から下腿を内旋（足部を内転させ，母指で腓骨頭を前方へ押し出し）ながら，膝を外反させつつ伸展させます．正常では screw home movement による終末外旋（腓骨頭の後方への戻り）を触知しますが，ACL 不全膝では，膝伸展位付近で脛骨外側プラトーの急峻な前方亜脱臼を触知し，患者は不安感を訴えます（図 6-8，▶6-3）．

・Pivot shift テスト

　Pivot shift テストは背臥位で膝屈曲 10°で膝外反，下腿内旋させ，脛骨外側プラトーを亜脱臼させつつ屈曲します．陽性ならば，膝屈曲 30～40°付近で急激な整復によるクリックを触知します．<u>Pivot shift テストは，膝関節の不安定性に伴う亜脱臼を強制する Jerk テストと整復を評価する表裏の関係にあります</u>．

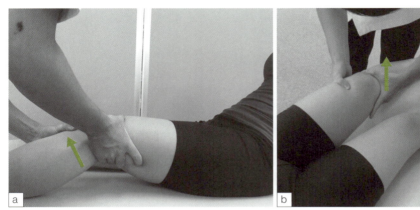

図 6-6 ▶6-1　Lachman テスト
a：大腿と下腿を把持し，脛骨平面の方向（↑）に素早く引き出す，b：大腿部を床面に平行に近づけると，リラクゼーションを得やすい．

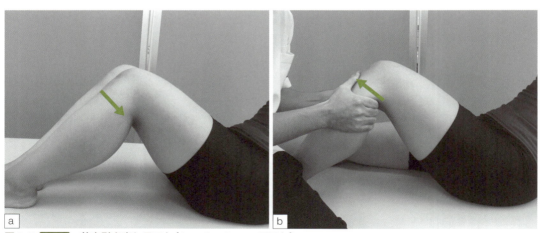

図 6-7 ▶6-2　前方引き出しテスト（Anterior drawer テスト）
a：Posterior-sagging（後方落ち込み現象）の検証，b：Anterior drawer テスト（ADT）
Posterior-sagging（a）があると，ADT（b）は偽陽性になる．ADT（b）は，足部を固定し，脛骨平面の方向（←）に引き出す．

| ▶6-1<br>（図 6-6） |  | Lachman テスト<br>https://igsmov.igaku-shoin.co.jp/undoukinokinou03835/0601<br>0:05 | ▶6-2<br>（図 6-7） |  | 前方引き出しテスト（Anterior drawer テスト）<br>https://igsmov.igaku-shoin.co.jp/undoukinokinou03835/0602<br>0:13 |

### ④ 外反ストレステスト（Valgus stress テスト）

　MCL 単独損傷では，膝最終伸展位での外反ストレステストは陰性化しますが，ACL 不全を合併すると陽性となります（図 6-9，▶6-4）．

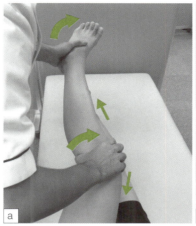
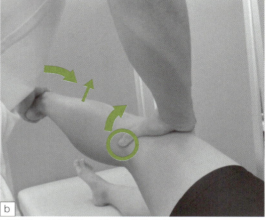

**図 6-8** ▶6-3 　回旋不安定性テスト（Jerk テスト，N テスト，Pivot shift テスト）
膝を軽度屈曲位で下腿を内旋させ，外反を加えつつ他動的に膝を伸展する．陽性の場合，膝屈曲 20〜30°付近で，亜脱臼を触知する（図中○）．膝の外反とともに足部（a）と，腓骨頭（b）で内旋を加え，伸展する（Jerk テスト，N テスト）．Pivot shift テストでは，逆に内旋強制した膝を屈曲させて整復を触知する．

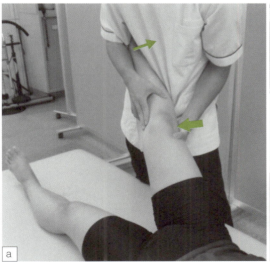
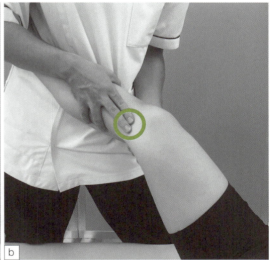

**図 6-9** ▶6-4 　外反ストレステスト（Valgus stress テスト）
a：下腿と足部を腋窩で把持し，膝外側を支点とする（←），b：外反に伴う，膝関節裂隙（レリーフ）の開大を触知する（図中○）．

▶6-3
（図 6-8）

回旋不安定性テスト（Jerk テスト，N テスト）
https://igsmov.igaku-shoin.co.jp/undoukinokinou03835/0603
0:35

▶6-4
（図 6-9）

外反ストレステスト（Valgus stress テスト）
https://igsmov.igaku-shoin.co.jp/undoukinokinou03835/0604
0:21

● 関節可動域検査

　膝伸展可動域の検査は，腹臥位で膝角度と踵部の高さの非対称性を評価します（図6-10a）．強い反張膝や全身弛緩性を示す症例や，術後の可動域が明らかに急速に回復する症例は注意が必要です．関節包など二次的な制動機構の弛緩性が，再建靱帯への力学的負荷を増大させる危険性があるため，可動範囲を制限します（図6-10b）．膝関節に隣接する股関節と足関節の可動域も評価も重要です．股関節の前捻，内旋可動域の増大は，knee-in の要因となります．また足関節の背屈可動域が減少すると，衝撃力や前方剪断力を増大させます．

● 筋力検査

　膝伸展筋力の検査は，再建術後の早期には筋収縮による前方剪断力を回避するため，quadriceps neutral angle（図6-2）で等尺性筋力を検査します．荷重位での姿勢制御に必要な股関節と体幹の筋力は，ブリッジ姿勢の保持を用いて，足関節の底屈筋力は後述する drop squat により評価します．

　荷重位では，以下に示す姿勢制御の能力を評価します[6, 7]．

● 姿勢制御能力の評価

① 体幹後傾テスト　最重要

　ACL 不全膝患者に片脚起立で体幹を後傾させると，健側に比較して患側では下腿前傾が増大し，下腿の前傾を抑制すると，膝関節の不安定感と（後傾）姿勢保持の困難感を訴えます（図6-11）．前述のように，荷重位において膝関節に加わる圧縮力は，下腿が直立から後方傾斜している場合，解剖学的な脛骨プラトーの後方傾斜によって大腿骨を後方へ移動させ，膝関節の前方剪断力を増大させます（図6-4）．このため，下腿前傾を抑制した体幹後傾テストでは，こうした膝関節の前方剪断力を回避するために，体幹の後傾を低減する姿勢戦略を呈していると考えられます．体幹の後傾角度は大腿四頭筋筋力との相関が低く，再現性も高いことから，<u>体幹後傾テストは荷重位におけるACL 不全による膝関節の機能的な不安定性を反映する評価です</u>．さらに，膝蓋腱を使用した解剖学的 ACL 再建術の前後に体幹後傾テストを行った結果，再建側

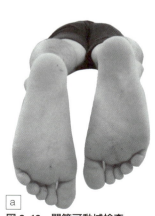 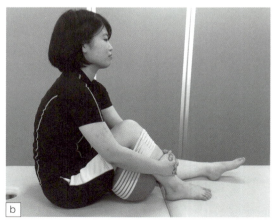

図6-10　関節可動域検査
a：HHD．踵の高さの違いによる伸展可動域の評価，b：過屈曲の抑制．ボールなどを用いた屈曲運動の抑制

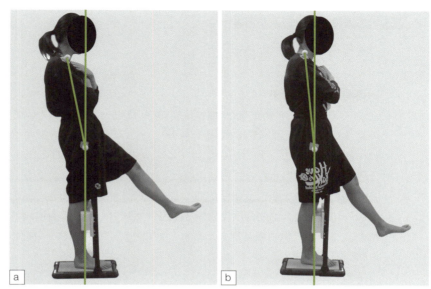

**図 6-11 体幹後傾テスト**
a：健側，b：患側(反転)
作製した器具により，下腿の前傾を抑制して体幹を後傾させると，健側(a)に比較して患側(b)は後傾が減少し，不安定感が増大する．

は術後の不安定感が減少し，術前の健側と同程度に体幹後傾が可能となることが明らかになっています．

② **スクワット**

重心の下方移動に対する，支持力と姿勢制御の能力を評価します．特に踵を挙上した肢位から急激に重心を下降させる drop squat は，ランニングや着動作に移行するために必要な衝撃吸収能力を確認できます．姿勢は矢状面では体幹と下腿を前傾させ(図6-3)，前額面では下肢と体幹を正中化できる制御能力(図6-5)を評価します．

③ **Drop jump landing**

ACL 損傷は着地動作で頻発することから，再建術後患者の再損傷予防には，安定した着地動作の獲得が重要です．矢状面で体幹と下腿を前傾することによる重心の前方移動(図6-3)，前額面上で骨盤の水平と体幹の正中保持，水平面上の過剰な回旋を回避する姿勢制御(図6-5)は，再損傷のリスクを下げる可能性があります．加えて床反力や足圧中心の計測は客観的で感度が高く，スポーツ現場でも行えるスクリーニング評価にもなります．

> ✓ **評価ポイント**
> 1. 膝関節の不安定性を評価する
> 2. 下肢と体幹の柔軟性と筋力を評価する
> 3. 体幹後傾テストとスクワットや着地の姿勢と力学評価を行う

💡 **エキスパートからのアドバイス**
膝不安定性検査の手技に習熟し，他の検査結果と統合して評価します．

### エキスパートのストラテジー
# どう治療するか

### ● 再建手術と再構築[1]

ACL損傷に対する標準的な治療は，膝蓋腱やハムストリング腱などの自家移植材の遊離移植による関節内再建術（図6-12）です．こうした自家腱などを用いる再建手術は，患者側が新しい靱帯を再構築するための足場（scaffold）を作成しています．術後より再建靱帯はいったん，阻血性壊死に陥って力学的強度が低下し，その後半年から1年以上をかけて細胞や血管が進入し，組織が再構築（remodeling）されます．このため，再建靱帯の力学的強度は術後3か月まで減少し，その後は数か月から数年かけて漸増しますが，微細構造は正常靱帯と異なり，正常なACLの強度には達しないとされています．

### ● 関節可動域運動 　有効 ★☆☆

再建術後には屈伸による骨孔位置の変化に伴って，再建靱帯が骨孔に対し前後に揺れる，あるいは伸張されるストレスが加わることから，再建靱帯と骨孔の癒合不全を招く危険性があります（図6-13）[8, 9]．このため，術後の一定期間は膝関節の安静を保持し，特にハムストリング腱を用いた再建例では，早期の関節可動域運動の開始と深屈曲位を避けます（図6-10b）．また解剖学的に再建された膝関節は，術後数か月の間は正常膝に比べて脛骨が後方に位置する過制動の状態にあるとされます．

術後早期における膝関節の筋力強化トレーニングは，関節角度と筋収縮に伴う剪断力に配慮し，再建靱帯と骨孔への過負荷を避けます．

### ● Leg extension 　有効 ★☆☆

非荷重状態における大腿四頭筋の単独収縮は，膝関節の伸展域で前方剪断力が生じるため（図6-2），術後12週までは膝関節伸展の運動範囲を制限します．特に術後早期（8週まで）の大腿四頭筋の筋力強化は，quadriceps neutral angle（膝屈曲約70°位）まで

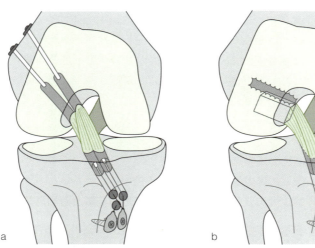

**図6-12　ACL再建術**
a：ハムストリング腱を用いた解剖学的三重束再建術，b：膝蓋腱を用いた長方形骨孔ACL再建術

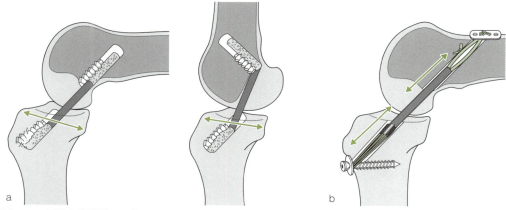

図 6-13 骨孔と移植腱のストレス
a：Windshield-wiper effect，b：Bungee-effect
屈伸による骨孔位置の変化に伴い，移植腱が骨孔に対し前後に揺れる（a），あるいは伸張される（b）ストレスが加わる．

に制限して段階的に伸展角度の制限を解除し，12週で完全伸展させます．さらに抵抗部位を下腿の近位部として，前方剪断力の軽減を図ります．抵抗負荷として下腿近位と遠位の2重のチューブが用いられますが，近位の強い抵抗を設定するのが困難です．一方，バルーンを用いた等尺性トレーニングは膝角度や抵抗位置の設定が容易で，反作用として伸展力と同じ圧力が下腿近位にも作用するので，特に深い屈曲域では有用です（図6-14a，▶6-5）．等速性運動器にも下腿近位に抵抗が加わる専用のパッドがあり，トレーニングの導入は剪断力の小さい中速度から開始します．

### ●Nordic hamstring 有効 ★★☆

ACLのsynergistであるハムストリングは，積極的な強化が勧められますが，移植腱として採取した場合は，12週までは強い収縮を避けます．自重を負荷とするNordic hamstringは後方剪断力が作用するため，高負荷の遠心性および求心性のトレーニングが可能です（図6-14b）．

### ●Leaf spring exercise 一本 ★★★ （図6-15）

腹臥位で下腿近位部を支点とし，大腿後面からの負荷を加えた下肢の伸展運動（Leaf spring exercise）は，後方剪断力が作用して膝伸筋活動が高まるため，膝伸展域で安全かつ効果的に大腿四頭筋を強化できます[10]．伸縮性の小さい素材で抵抗負荷を加えると，伸展の運動範囲を制限した等尺性収縮トレーニングが可能です．さらにセラバンド®などの伸縮性のある素材で負荷を加えると，最終伸展までの等張性や遠心性のトレーニングができます．大腿骨顆に対する脛骨の位置を超音波検査でモニタリングすることにより，症例ごとにトレーニング中の不安定性や過制動をリアルタイムに確認できます．

### ●Measuring worm exercise 技あり ★★☆ （図6-16）

下腿前面を支点とした複合的な屈伸（尺取り虫）運動は，上り斜面台で行うと大腿四頭筋の負荷量がより増大します．遠心性トレーニングが可能であり，下腿部への床反力（↑）と大腿部から体幹の自重（↓）により，後方剪断力が作用します．

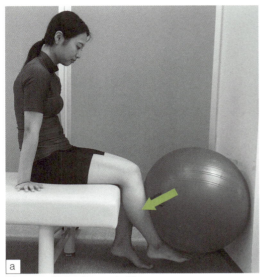
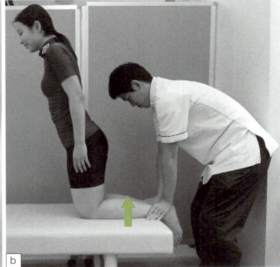

**図 6-14 筋力トレーニング**
a：Leg extension ▶6-5, b：Nordic hamstring
Quadriceps neutral angle での等尺性 Leg extension(a)は，伸展力と同じ大きさの後方剪断力(←)が作用するため安全性が高い．膝立ち位となる Nordic hamstring(b)も高負荷であり，床反力と筋収縮力により，後方剪断力(↑)が作用する．

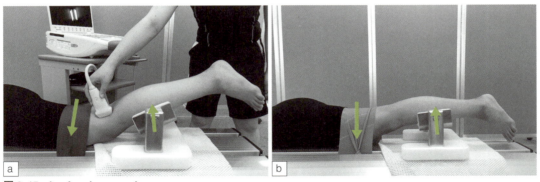

**図 6-15 Leaf spring exercise**
a：等尺性トレーニングと超音波検査評価，非伸縮性の抑制帯による等尺性伸展運動と超音波検査によるモニタリング，b：等張性トレーニング，セラバンド® などを用いた等張性伸展運動

▶6-5
(図 6-14a)

**Leg extension**
https://igsmov.igaku-shoin.co.jp/undoukinokinou03835/0605
0:04

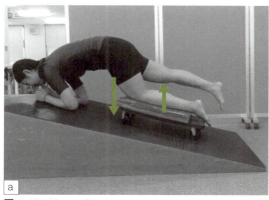
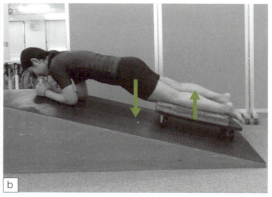

図 6-16 **Measuring worm exercise**
a：屈曲位，b：伸展位
屈曲位(a)から伸展位(b)にゆっくりと移行すると，大腿四頭筋が遠心性収縮する．下腿の床反力(↑)と大腿部から体幹の自重(↓)により，後方剪断力が作用する．

### ● Leg press 有効 ★

大腿四頭筋とともに ACL の synergist とされるハムストリングが収縮し，剪断力が相殺されるため，安全性が高いトレーニングです．足尖での荷重により，より後面筋が賦活されます．

荷重位では関節角度と筋収縮に伴う剪断力に加えて，重心位置と重力にも配慮し，再建靱帯に対する力学的負荷の小さい，合理的な姿勢制御能力を段階的に獲得します[6, 7]．

### ● Leg reach 技あり ★★

片脚起立とスクワットを合わせ，対側下肢を前後，左右，斜め方向へ移動させる Star excursion balance テスト(SEBT)は，リーチ距離により支持脚の機能を評価します．リーチ距離のほかに，下肢や体幹の姿勢や運動速度(パワー)を含む Leg reach テストとして，健側との対称性を経時的に評価し，リハビリテーションプログラムの達成度を確認します．さらに Leg reach において対側下肢の移動に抵抗を与えると，支持脚の負荷を高めることができます．RLLR は，動作開始の初期から股関節の外転モーメントが増大するとともに，膝外反モーメントは抑制されることから，ACL 再建術後には安全です(図 6-17，▶6-6)．また下り斜面上の Backward leg reach は，体幹と下腿の前傾が維持されるため，安全性が高いトレーニングです(図 6-18a)．

### ● Lunge exercise 有効 ★

ストライドの長いフォワードランジ(Forward lunge)は，接地の瞬間に下腿が後傾して後方重心となるため膝関節に前方剪断力が発生する危険性が高くなります(図 6-18b)．サイドランジ(Side lunge)では，toe-out することにより，足位の中間位(neutral)と比較して，着地以降の膝関節の内旋トルクが減少し，安全性が高まります(図 6-19，▶6-7 ▶6-8)．

### ● Pivot turn 有効 ★

膝関節への回旋ストレスの集中を回避するため，低摩擦の床面上で，足尖と股関節の方向が一致した回旋(pivot turn)を学習します(図 6-20，▶6-9 ▶6-10)．

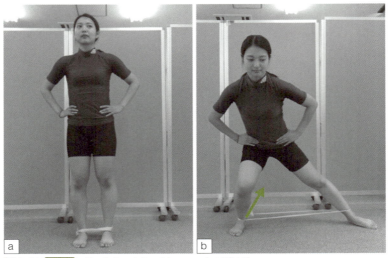

図 6-17 ▶6-6　Resistive lateral leg reach：RLLR
a：開始肢位，b：最終肢位
RLLR はセラバンド®で負荷をかけていることにより，動作開始の初期から，床反力が内側へ傾斜する（↑）ため，股関節の外転モーメントとパワーが増大し，膝外反モーメントは抑制される．

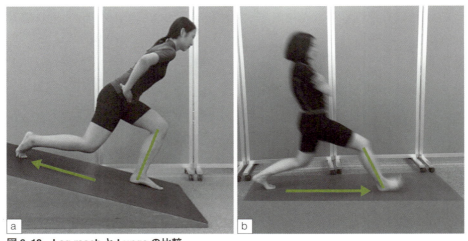

図 6-18　Leg reach と Lunge の比較
a：Backward leg reach，b：Forward lunge
体幹と下腿が前傾を維持するため，安全性が高い（a）．接地の瞬間に下腿が後傾して後方重心となるため危険性が高い（b）．

▶6-6
（図 6-17）　　Resistive lateral leg reach：RLLR
https://igsmov.igaku-shoin.co.jp/undoukinokinou03835/0606
0:15

# 6 膝が不安定　膝前十字靱帯再建術後の不安定性予防

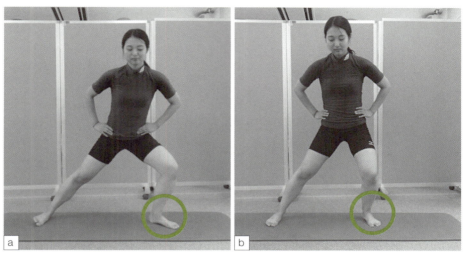

**図 6-19　Side lunge の足位と安全性**
a：安全肢位（toe-out）▶6-7，b：危険肢位（neutral）▶6-8
足位を外転（toe-out：a）することにより，足位中間位（neutral：b）と比較して，着地以降の内旋トルクが減少し，安全性が高まる．

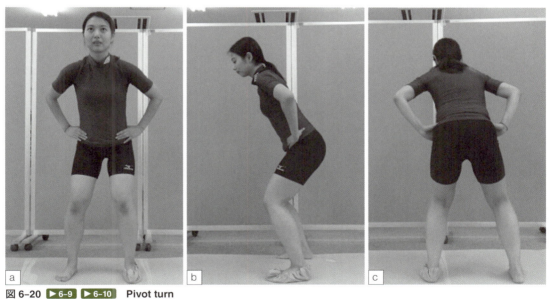

**図 6-20　▶6-9　▶6-10　Pivot turn**
低摩擦の床面上で，足尖と股関節の方向が一致した回旋（Pivot turn）を学習する．

| | | | |
|---|---|---|---|
| ▶6-7 (図 6-19a) | Side lunge の足位と安全性 a：安全肢位（toe-out） https://igsmov.igaku-shoin.co.jp/undoukinokinou 03835/0607  0:07 | ▶6-8 (図 6-19b) | Side lunge の足位と安全性 b：危険肢位（neutral） https://igsmov.igaku-shoin.co.jp/undoukinokinou 03835/0608  0:11 |
| ▶6-9 (図 6-20) | Pivot turn（左回転） https://igsmov.igaku-shoin.co.jp/undoukinokinou03835/0609  0:10 | ▶6-10 (図 6-20) | Pivot turn（右回転） https://igsmov.igaku-shoin.co.jp/undoukinokinou03835/0610  0:07 |

> ◎ 治療ポイント
> 1. 移植腱と骨孔の癒合を促進する（膝関節の安静保持）
> 2. 大腿四頭筋強化における，膝伸展範囲の制限を行うとともに，後方剪断力の抵抗負荷をかける
> 3. 前方剪断力や回旋負荷を回避する，姿勢制御能力を獲得する

> ♀ エキスパートからのアドバイス
> 膝関節の安定性を確認しつつ，課題達成型の理学療法を実施します．

### 文献

1) 史野根生：スポーツ膝の臨床，第2版．金原出版，2014
2) Daniel DM, et al：Use of the quadriceps active test to diagnose posterior cruciate-ligament disruption and measure posterior laxity of the knee. J Bone Joint Surg Am 70：386-391, 1988
3) Koyanagi M, et al：Effects of changes in skiing posture on the kinetics of the knee joint. Knee Surg Sports Traumatol Arthrosc 14：88-93, 2006
4) Boden BP, et al：Tibiofemoral alignment：contributing factors to noncontact anterior cruciate ligament injury. J Bone Joint Surg Am 91：2381-2389, 2009
5) Beaulieu ML, et al：Lower limb muscle activity and kinematics of an unanticipated cutting maneuver：a gender comparison. Knee Surg Sports Traumatol Arthrosc 17：968-976, 2009
6) 小柳磨毅：膝靱帯，半月板損傷の理学療法．吉尾雅春，他（編）：骨関節理学療法学．pp51-70, 医学書院，2013
7) 小柳磨毅：荷重位の下肢機能を評価し改善する—体幹の傾斜と対側下肢の移動による運動力学的アプローチ．福井 勉（編）：新ブラッシュアップ理学療法—新たな技術を創造する臨床家88の挑戦．pp266-270, ヒューマン・プレス，2017
8) Höher J, et al：Bone tunnel enlargement after anterior cruciate ligament reconstruction：fact or fiction? Knee Surg Sports Traumatol Arthrosc 6：231-240, 1998
9) Rodeo SA, et al：Tendon healing in a bone tunnel differs at the tunnel entrance versus the tunnel exit：an effect of graft-tunnel motion? Am J Sports Med 34：1790-1800, 2006
10) Nakae N, et al：Safe and effective quadriceps femoris muscle exercise of resisted front bridge with a leg support in patients with anterior cruciate ligament insufficiency. Br J Sports Med 45：365, 2011

# 7

## 歩くと膝が痛い
### 高齢者の膝関節の疼痛コントロール

山田英司

# 7

# 歩くと膝が痛い
## 高齢者の膝関節の疼痛コントロール

## 「歩くと膝が痛い」という症候

　高齢者の膝関節痛の原因は，変形性膝関節症を基盤にしたものがほとんどです．高齢者の変形性膝関節症の罹患率は高く，高齢者の膝関節単純 X 線を撮影すると多かれ少なかれ関節症特有の変化が認められます．しかし，変形性膝関節症と診断された患者の疼痛の原因は関節内には約 60 ％しか存在しないとする報告[1]もあり，関節外も含めて患者の訴える痛みの原因を考えることが重要となります．

　宗田[2]は，膝痛の発生源として，①滑膜関節包(関節内痛)，②線維性関節包と関節包靱帯(関節周囲痛)，③大腿四頭筋などの膝周囲筋(関節支持軟部組織痛)，④腱付着部や関節包付着部(骨膜痛，関節支持骨組織痛)の 4 つに分類しています．これらをまとめると，関節内の要因として骨髄と滑膜，関節外の要因として関節包，靱帯，筋腱付着部，筋，および膝蓋下脂肪体に分類されると考えられます．そのため，理学療法評価によって，疼痛を発生している組織，その組織に加わるストレスの種類とその原因を明らかにする必要があります．

## 機能解剖

　膝関節は，内側および外側の大腿脛骨関節，膝蓋大腿関節の 3 つの関節から構成されており，これらの関節が 1 つの構成体として機能しています．大腿脛骨関節の適合性は十分でなく，半月板，靱帯，滑膜，関節包，および膝関節周囲筋により安定性が得られています．よってこれらに低負荷でも頻回なストレスや高負荷なストレスが加わると組織は損傷し，疼痛が出現します．重要な靱帯は，前十字靱帯，後十字靱帯，内側側副靱帯，外側側副靱帯であり，前後の動きを安定させる主な筋は大腿四頭筋，内側を安定させる筋は鵞足と半膜様筋，外側を安定させる筋は膝窩筋，大腿筋膜張筋とそれに連結する腸脛靱帯，大腿二頭筋です．特に重要な後外側支持機構は，静的支持機構である外側側副靱帯，弓状膝窩靱帯，関節包靱帯，動的支持機構である大腿二頭筋，膝窩筋，腓腹筋外側頭，腸脛靱帯からなり，損傷されると内反動揺性や回旋動揺性が出現します．

## 機能破綻と構造破綻の関係性

　片脚立位や歩行時の単脚支持期では，前額面上の膝関節と身体重心の位置関係から，膝関節を内反する方向のモーメント（内反モーメント）が加わります．膝関節の上下に存在する股関節と足関節は前額面において固有の前額面上の単関節筋をもつため，内転や外転方向の外部モーメントに対して筋を収縮させることにより拮抗することが可能です．しかし膝関節には固有の内外転筋が存在しないため，靱帯や関節包などの受動的な組織によって拮抗するしかありません．また，要である内側側副靱帯と外側側副靱帯は完全伸展位でのみ緊張します．完全伸展位ではこれらの靱帯の緊張と骨性のロッキングシステムにより前額面上で安定性を得ることが可能であるものの，屈曲位ではこれらの靱帯に頼ることができず，他のメカニズムで内反モーメントに拮抗する必要があります．

　屈曲時の膝関節の前額面上の安定性を保証するのが膝関節の内旋運動と前十字靱帯，後十字靱帯です．前十字靱帯は前内方，後十字靱帯は後外方に走行しているため，大腿骨に対する脛骨の内旋時では，それぞれの十字靱帯は互いの回りでねじれ，内旋は制限されます．この中心軸の自らのねじれは，関節表面を接合させ，前額面における膝関節を安定させます．逆に外旋時では，十字靱帯のねじれがほぐれ，もはや周縁関節包−靱帯組織の作用なしには外旋を制御できなくなり，関節面は離開します[3]．このように膝関節屈曲位での前額面上の安定性の確保は，大腿骨に対する脛骨の内旋の有無が重要となります．

　しかし，高齢者に多い変形性膝関節症では脛骨の内旋運動が不十分であり，歩行中，特に荷重応答期に十字靱帯によって，前額面の安定性が確保されないため，膝関節の外側への動揺（ラテラルスラスト）が出現すると考えられています．

　この理由として，まず，初期接地から荷重応答期の足関節と脛骨との関係が考えられます．初期接地では，踵骨が脛骨の縦軸より外側に位置していることにより，踵の外側で接地し，前脛骨筋の作用により足部が内反し，足部の内側に足圧中心が移動します．その後，距骨下関節が回内し，荷重応答期までに内側縦アーチを低下させ足底接地となります．この外側から内側への足圧中心の移動による距骨下関節の運動が，脛骨の内旋，内方傾斜への運動連鎖を引き起こします．これにより，大腿骨に対して脛骨が内旋となり，前額面上の安定性を確保するとともに，膝関節の外反位を維持します．

　しかし，変形性膝関節症をもつ高齢者では，歩幅が減少しており，十分な内反と背屈を伴った初期接地が出現しないため，外側から内側への足圧の移動が小さく，距骨下関節の回内運動が十分に行われない場合が多いです．さらに，変形性膝関節症をもつ高齢者では，脛骨が大腿骨に対して外旋位となっており，十分な膝関節の内旋可動域を有していないこともラテラルスラストの理由として挙げられます．よって，歩行中に生理学的に正しい運動が行われず，周囲組織に機械的なストレスが繰り返し加わった結果，さまざまな組織の疼痛を生じてくるのではないかと考えています．

### エキスパートのストラテジー
# どう評価するか？

●**理学療法士として知るべき画像診断での評価**

　立位での正面，側面，Rosenberg撮影肢位の単純X線により，膝関節の内反や外反の程度など骨のアライメントを確認します．また，軸射により膝蓋大腿関節の状態も確認します．この際，変形性膝関節症や骨壊死の典型的な所見を認めることもあります．しかし，変形性膝関節症の所見があっても，直接，主訴である疼痛と関連がない場合もあり，関連性を考慮することが重要です．また，MRIにより，半月板の損傷や水腫などを確認することができます．

●**疼痛の評価**　🚧最重要🚧

　疼痛の原因の仮説を立てるうえで，最初に行うことは問診です．疼痛の部位，強さ，経過，性状，増悪因子，軽快因子などを詳細に聴取します．疼痛の部位については，まず，患者に疼痛部位を示してもらうとよいです．指1本で示すことができる局在性の高い疼痛（フィンガーサイン）であれば，その部位に原因が存在する可能性が高いです．一方，手掌で触ることによって示す広範な疼痛（パルマーサイン）であれば，同部位に原因が存在するかどうかだけでなく，神経原性疼痛の可能性も考慮しなくてはなりません．

　また，圧痛も有益な情報を得る評価の1つです．圧痛の存在はその部位に炎症や損傷などの圧刺激に反応する病態があることを示し，圧痛の範囲や問診を組み合わせることで疼痛の原因の推測がより正確となります．例えば，数日前より突然膝痛が出現し，安静時痛，夜間痛も訴える患者に対して，疼痛部位を示してもらったとします．もし，フィンガーサインで膝後面を指し示せば半月板後角損傷，関節裂隙を指し示せば大腿骨の突発性骨壊死を疑い理学療法の適応を再検討しなくてはならないかもしれません．また，夜間痛はなく運動時痛のみを訴える患者が膝蓋骨下内側部にパルマーサインを訴えれば，圧痛により疼痛を再現できるか確認します．圧痛が認められ，その部位が鵞足であれば鵞足炎を原因の候補として考え，圧痛が認められなければ，伏在神経膝蓋下枝による神経原性疼痛を原因の候補として仮説を立てるかもしれません．

　このように，病態を考慮し，詳細な評価を組み合わせることにより疼痛の原因の候補（仮説）を挙げることが可能となります．しかし，この段階ではあくまでもまだ仮説であり，この仮説を検証するために最も適切な検査を行い，推論を深めていくことが重要です．また，疼痛の原因となる可能性のある候補（仮説）を少しでも多く考えられることが，真の原因を推論する大きな鍵となります．

●**膝関節のアライメントの評価**

　変形性膝関節症では，近位からは外転・外旋方向の運動連鎖の影響を受け，遠位からは内転・内旋の運動連鎖の影響を受けています．その2つの運動連鎖が脛骨や足部の小関節で打ち消し合っています（図7-1）[4]．特に，脛骨はその影響を受けており，脛骨の近位は大腿骨に対して外側に移動し，脛骨に対する外旋のストレスが加わっています．しかし，遠位では足部は地面と適応するために外反扁平足となるため内旋のストレス，すなわち，近位と遠位で逆方向のねじれのストレスが加わっています．

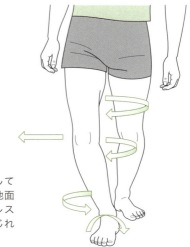

**図 7-1　近位と遠位からの運動連鎖の打ち消し合い**
近位では膝内反により膝は外側に移動し，脛骨に対して外旋のストレスが加わる．しかし，遠位では足部は地面と適応するために外反扁平足となるため内旋のストレスが加わる．このため，近位は外旋，遠位は内旋のねじれのストレスが加わる．

　近位脛骨の位置の評価は，膝蓋骨と脛骨粗面の位置関係で確認します．大腿骨の内外側顆を床に対して水平に固定した状態を中間位とし，膝伸展位で膝蓋骨の位置を確認します．そして，膝蓋骨の位置と脛骨粗面の位置関係を評価します．健常膝では膝蓋骨の中央よりやや外側に脛骨粗面が位置するのに対し，変形性膝関節症ではかなり外側に位置しています（図 7-2，▶7-1）[4]．

　また，脛骨には生理的な外捻がありますが，上記のねじれのストレスが，その外捻を打ち消すように作用し，外捻が減少しています．膝伸展位で大腿骨の内外側顆を床に対して水平に固定した状態で，足関節の両果を結ぶ線が，水平線よりどのくらい外旋しているか評価します（図 7-3，▶7-1）[4]．健常者では約 30°程度ですが，外捻が減少している場合はその角度が減少し，水平面に近くなります．ただし，この回旋角度は脛骨のみでなく，膝関節を含んだ近位の角度も含んでいることに注意する必要があります．

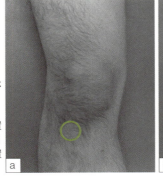 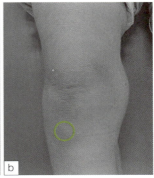

**図 7-2　▶7-1　膝蓋骨と脛骨粗面を指標とした膝回旋の評価**
a：健常者，b：変形性膝関節症患者
健常膝では膝蓋骨のやや外側に脛骨粗面が位置する（a）のに対し，変形性膝関節症ではかなり外側に位置している（b）．◯は脛骨粗面の位置を示す．

▶7-1
（図 7-2）
（図 7-3）
**膝蓋骨と脛骨粗面を指標とした膝回旋の評価／大腿骨内外側顆と足関節内外果を指標とした脛骨の回旋の評価**
https://igsmov.igaku-shoin.co.jp/undoukinokinou03835/0701
0:36

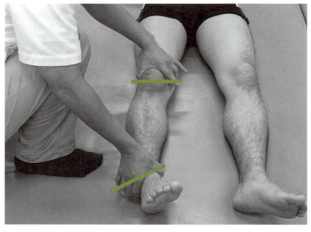

図 7-3 ▶7-1 大腿骨内外側顆と足関節内外果を指標とした脛骨の回旋の評価

大腿骨の内外側顆を床に対して水平に固定した膝伸展位で足関節の両果の位置から脛骨の回旋角度を評価する.

● 関節可動域評価

　膝関節のみでなく，股関節，足関節の可動域と運動パターンを評価します．他動運動では，受動的な組織の伸展性の評価が可能ですが，自動運動での関節可動域との差を確認することによって，筋などの能動的組織の関与を推測することが可能となります．特に，疼痛を有している場合，防御性収縮による運動パターンの固定化により，一定の筋の緊張が亢進している場合が多く，筋性の疼痛の原因となる場合もあります．また，常にストレスを受けている組織や筋は固くなりやすい傾向があります．自動運動のパターンを観察することで，優位になっている筋をみつけることも重要です．また，関節可動域の角度のみでなく，それぞれの筋の長さを確認するテストを行う必要があります．

　内反変形を伴う場合，下腿の外側傾斜が大きくなるため，歩行時の背屈運動は，中間位ではなく外反位で行われるようになります．よって，中間位での背屈可動域は制限され，外反位での背屈可動域のみが正常である場合があり，注意が必要です．

● 不安定性テスト

　膝関節の前後，内外反の不安定性を確認するテストを行います．これは，動揺があるかどうかだけではなく，疼痛が誘発されるかどうかも確認します．また，半月板損傷が疑われる場合には，McMurray テストを行い，疼痛が誘発されるかどうかを確認します．

● 足部のアーチの評価

　変形性膝関節症では脛骨の外方傾斜に伴い足関節は内反する場合が多いですが，立位で足関節が内反すると床への接触面が少なくなるため，横アーチと内側縦アーチをつぶして，足部を床に適応させています．よって，舟状骨の高さなどを用いてアーチの評価を行います．

● 姿勢の評価

　変形性膝関節症をもつ患者の姿勢にはさまざまなタイプがありますが，典型的な姿勢は胸椎後彎，骨盤後傾，股関節外転外旋，膝関節内反外旋しているパターンが多いです．変形性膝関節症による疼痛と考え過ぎてしまうと，どうしても膝関節の内反のみに目が行きがちですが，骨盤の前後傾，股関節，足関節にも着目することが重要で

す．特に，脛骨，距腿関節，距骨下関節，踵骨の関係は，非常にバリエーションが多く，理学療法プログラムを立てるうえでも重要です．足部は内反するタイプが多いですが，距骨下関節の外反により踵骨が回内するタイプもあり，評価が必要です(図7-4).

● **歩行の評価**

変形性膝関節症患者の歩行では，重症度が高くなるにつれて，膝関節に加わる内反モーメントを減少させるための代償的な特徴が著明になってきます．歩行速度の低下，歩幅の減少，歩隔の増大，立脚側への体幹の側屈などがその例です．膝関節は常に内反位であり，不安定性の強い患者では，ラテラルスラストも認められます．膝関節のみに着目してしまうことが多いですが，上述した立脚期の足部と脛骨との関係を観察することが重要です．初期接地時に踵の外側で接地しているか，足関節は背屈，内反しているか，荷重応答期までに足圧中心が外側から内側に移動しているか，それに伴い，脛骨の内旋と外側傾斜の減少が起こっているかなどが，チェックポイントになります．

> ✓ **評価ポイント**
> 1. 疼痛を起こしている組織とそれに加わるストレスを把握する
> 2. 膝関節のアライメントと内旋可動域を評価する
> 3. 荷重応答期の脛骨の運動を確認する

> 💡 **エキスパートからのアドバイス**
> 正常な初期接地の状態を再獲得し，膝の内旋可動域を拡大します．

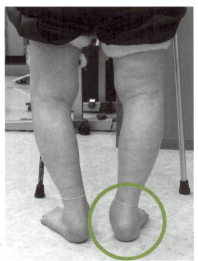

図7-4 距骨下関節の外反による踵骨の回内

### エキスパートのストラテジー
## どう治療するか？

　変形性膝関節症の理学療法の目的は，①ガイドラインによるコア治療，②疼痛を起こしている組織に加わるストレスの減少，③歩行時の内反モーメントの減少であり，この三本柱を並行して理学療法を進めていきます．

● **疼痛を起こしている組織の伸張** 一本 ★★★（図7-5，▶7-2）

　疼痛を起こしている組織の柔軟性を改善します．収縮組織であれば，まず，Ia抑制やIb抑制を利用し，筋緊張を低下させ，その後他動的な伸張運動を行います．収縮組織は，自動運動を多く利用すると効果的です．非収縮組織であれば，疼痛がなく最も伸張される肢位で10秒以上伸張位を保持します．また，指腹を使ったスキンロールなどを用いて非収縮組織を伸張する場合もあります．

● **膝関節内旋可動域の改善** 技あり ★★☆（図7-6，▶7-3）

　膝関節屈曲位で，前額面の安定性を得るために重要な膝関節内旋可動域を改善します．筋では大腿二頭筋，腓腹筋外側頭，膝窩筋の柔軟性を改善します．非収縮組織では特に後外側支持機構を構成する組織に対して伸張ストレスを加えます．また，端座位で膝関節内旋位を保持したままで，膝関節の自動運動を行います．

● **中間位での背屈可動域の改善** 有効 ★☆☆（図7-7，▶7-4）

　足関節を他動的に背屈すると背屈初期は中間位で背屈していきますが，その後，抵抗感があり，少し外反させるとスムースに背屈していく場合が多いです．背屈時に距骨の内側が十分に後方に移動するよう，徒手的に誘導しながら，背屈運動を行います．

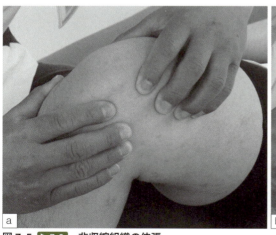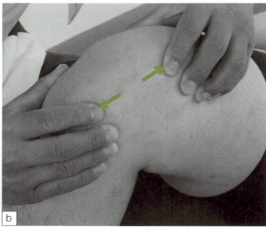

**図7-5** ▶7-2　**非収縮組織の伸張**
指腹で皮膚に圧痕が残る程度の強さで組織を固定し(a)，伸張する(b)．

▶7-2
（図7-5）
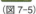
非収縮組織の伸張
https://igsmov.igaku-shoin.co.jp/undoukinokinou03835/0702
0:36

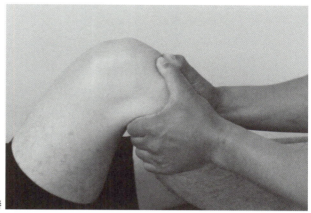

図 7-6 ▶7-3 膝関節内旋可動域の改善

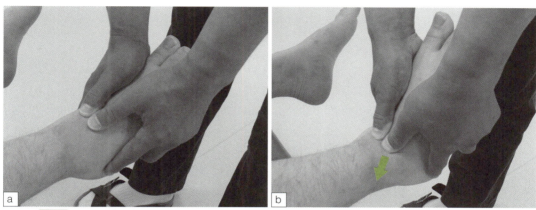

図 7-7 ▶7-4 足関節中間位での背屈可動域改善を目的とした可動域エクササイズ
母指で距骨滑車内側を押し(a)，距骨内側部の後方への移動を促しながら他動的に背屈を誘導する(b)．

### ● 足部のアーチ機能の改善 〔技あり〕★★☆（図 7-8）[4]

まず，足底内在筋群の開排と伸張を他動的に行います．そして，端座位にて両足を着いた状態で足趾の伸展と開排を自動的に行います．変形性膝関節症患者では，アーチの低下が強いと小趾の外転ができない場合が多いです．その際にはこの段階で自動介助運動を行い，動きを学習させて次の段階に進むほうがよいでしょう．可能となれば，この状態を保ったままで踵の挙上を行います．

### ● 骨盤の前傾運動 〔技あり〕★★☆（図 7-9）

骨盤の前傾は，前方への重心の移動と，立脚側への十分な荷重を行うために重要です．歩行器（図 7-9a, ▶7-5）や杖（図 7-9b, ▶7-6）を利用して端座位での骨盤前傾運動を行います．

---

▶7-3
（図 7-6）
膝関節内旋可動域の改善

https://igsmov.igaku-shoin.
co.jp/undoukinokinou03835/
0703
0:33

▶7-4
（図 7-7）
足関節中間位での背屈可動域改善を目的とした可動域エクササイズ

https://igsmov.igaku-shoin.
co.jp/undoukinokinou03835/
0704
0:23

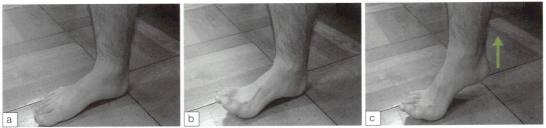

**図 7-8 足部アーチの機能改善トレーニング**
足底内在筋群の開排と伸張を他動的に行う．そして，端座位にて両足を着いた状態で(a)足趾の伸展と開排を行い(b)，可能であれば踵の挙上(c)を行う．

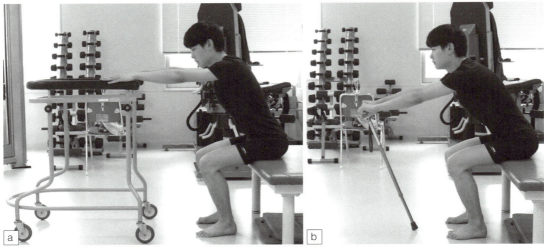

**図 7-9** ▶7-5 ▶7-6 　歩行器(a)や杖(b)を利用した骨盤前傾運動

> ◎ **治療ポイント**
> 1. 疼痛を起こしている組織の伸張を図る
> 2. 膝関節内旋可動域の拡大を図る
> 3. 足部アーチの機能改善を行う

 **エキスパートからのアドバイス**
矢状面，前額面のみでなく，水平面の運動に着目することが重要です．

---

▶7-5
(図 7-9a)  歩行器を利用した骨盤前傾運動
https://igsmov.igaku-shoin.co.jp/undoukinokinou03835/0705
⏱ 0:18 🔊

▶7-6
(図 7-9b)  杖を利用した骨盤前傾運動
https://igsmov.igaku-shoin.co.jp/undoukinokinou03835/0706
⏱ 0:16 🔊

## 文献

1) Ikeuchi M, et al：Clinical characteristics of pain originating from intra-articular structures of the knee joint in patients with medial knee osteoarthritis. Springerplus 2：628, 2013

2) 宗田　大（著）：膝痛─知る診る治す．pp2-29，メジカルビュー社，2007

3) Bousquet G, 他（著），塩田悦人，他（訳）：図解・膝の機能解剖と靱帯損傷．pp2-49，協同医書出版，1995

4) 山田英司：《理学療法士列伝 EBM の確立に向けて》変形性膝関節症に対する保存的治療戦略．pp2-40，三輪書店，2012

# 8

## 尿失禁と腰痛に悩む産後女性
インナーユニットの機能破綻への対応

布施陽子

# 8

# 尿失禁と腰痛に悩む産後女性
インナーユニットの機能破綻への対応

## 「尿失禁のある腰痛」という症候

　本項でいう「尿失禁のある腰痛」とは，「腹圧をかけた動作によって尿失禁（腹圧性尿失禁）を生じ，かつ腰痛を呈する」現象です．腰痛にはさまざまなものがありますが，尿失禁を伴う腰痛者となると，腹横筋・横隔膜・多裂筋・骨盤底筋群で構成されるインナーユニットの機能破綻が問題となることが多いです（図8-1）．尿失禁というと骨盤底筋群に対し，また腰痛というと多裂筋に対する評価/治療を優先することが多いかもしれませんが，骨盤底筋群と腹横筋は協働収縮を行うことが報告されており[1, 2]，呼吸に伴って横隔膜とも働いています．したがって，インナーユニットのうち，より機能低下を呈している筋を的確に評価し治療する必要があると考えます．

## 機能解剖

　産後女性とは，妊娠期・出産（分娩）期を経験した女性を指します．この過程を経て機能低下を及ぼしやすいと考えられるインナーユニットの超音波画像を図8-2に示しました．各筋の収縮判定として，腹横筋と横隔膜は筋厚，多裂筋は筋断面積，骨盤底筋群は膀胱形状の膀胱底からの挙上量を評価します．また，産前産後女性の骨盤の動きとしては，妊娠期より胎児の成長とともに寛骨は広がり仙骨は前傾することで仙腸関節の動きが大きくなり，分娩時（胎児を出すため）にこの動きは最大となります．

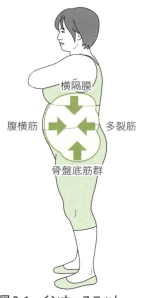

**図 8-1　インナーユニット**
横隔膜・腹横筋・多裂筋・骨盤底筋群の4筋で構成される.

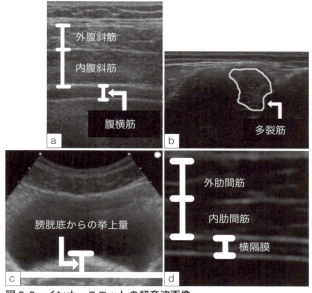

**図 8-2　インナーユニットの超音波画像**
a：腹横筋（筋厚），b：多裂筋（筋断面積），c：骨盤底筋群（膀胱形状），d：横隔膜（筋厚）．
腹横筋・横隔膜は筋厚，多裂筋は筋断面積，骨盤底筋群は膀胱形状を評価する.

## 機能破綻と構造破綻の関係性

　尿失禁のある腰痛者は妊娠女性，産後女性に多く，それは妊娠・出産という経験が骨盤帯周囲の機能破綻と構造破綻を同時に及ぼしてしまうためだと考えられます．ここでは，妊娠・出産における機能破綻と構造破綻について詳細を述べます．

● 妊娠

　妊娠による構造変化としては，胎児の頭を出やすくするために寛骨・仙骨・尾骨で構成される骨産道が広がります．また，胎児の成長に伴い腹部が増大します．このような構造変化に伴って主に腹筋群・骨盤底筋群が伸張されます．妊娠後期になると腹筋群の伸張が最大となり，妊娠中に腹直筋離開を示す妊婦も多いです．

● 出産（分娩）

　分娩時には，胎児を出すために，坐骨結節が広がり仙骨はうなずきます（図8-3）．それに伴い骨盤底筋群が最も伸張されます（図8-4）．恥骨結合においては，非妊娠時には通常約3 mmの幅が，妊娠後期には約10〜20 mmへ開き，経腟分娩時にはさらに広がるため，産後12週を経過しても約6 mm以上開いている場合には恥骨結合離開を呈していることになります．さらに経腟分娩の場合には，腹圧を高めるため腹筋群の最大収縮が必要となりますが，骨盤底筋群については伸張が求められます．そのため，同時収縮を呈する腹横筋・骨盤底筋群の2筋において経腟分娩時には，それぞれ分離した機能が求められると筆者は考えています．

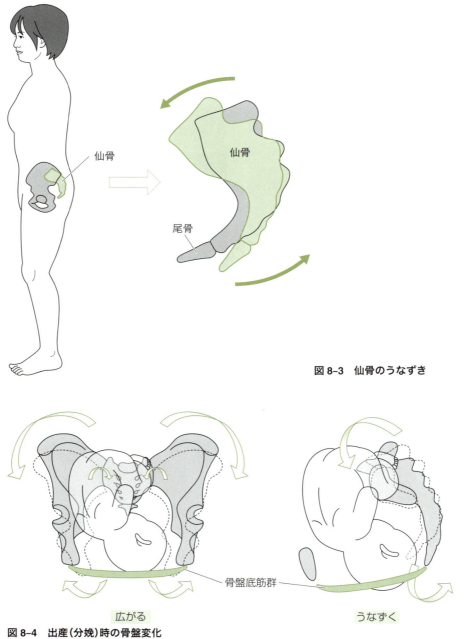

図 8-3 仙骨のうなずき

図 8-4 出産(分娩)時の骨盤変化
坐骨結筋・恥骨結合は広がり仙骨はうなずくため,骨盤底筋群が最も伸張される.

　以上のように,妊娠期の形態変化に伴い腹横筋・骨盤底筋群が伸張されることは出産という目的を達成するためには避けられません.経腟分娩時に骨盤底筋群の伸張が欠如していると,胎児の頭がなかなか出ず会陰切開や会陰裂傷を伴う要因にもなりかねません.しかしながら出産(分娩)は,その目的を果たすためにホルモンの影響から骨盤帯周囲の靱帯がゆるむことに加え,骨盤帯を安定させるインナーユニットの筋群が過度に引き伸ばされることから,妊娠期から機能低下を生じやすい状況下にあると考えられます.

### エキスパートのストラテジー
## どう評価するか？

### ●産後までの経過の確認
#### ① 分娩様式は？

　分娩様式にはさまざまあり，正常分娩といわれる経腟分娩のほか，吸引分娩，鉗子分娩，腹式帝王切開術などがあります．経腟分娩（吸引分娩・鉗子分娩）時は骨盤底筋群への侵襲が大きいです．また分娩の過程で会陰切開，会陰裂傷などにより骨盤底筋群の機能低下を引き起こしやすいです．腹式帝王切開術では下腹部を切開するため腹横筋への侵襲が大きく，機能低下のリスクが高くなります．

#### ② 何回出産を経験したことがあるか？

　分娩様式とともに，出産回数を確認することでインナーユニットのどの部分が機能低下を引き起こしやすい状態にあるかを確認します．経腟分娩を経験した女性における尿失禁のリスクは高く，分娩回数が多くなるほど有症率が高いことから[3]，骨盤底筋群の機能低下を引き起こしやすいと考えられます．

### ●姿勢の評価
#### ① 位置関係

　安静背臥位，座位，立位時の頭部・胸郭・骨盤の位置関係を評価します．特に座位姿勢における頭上からの評価から，座圧を含めそれぞれの位置関係を観察します．図8-5の症例については左後方重心を呈しており，骨盤に対して胸郭・頭部が左へ偏位している位置関係と評価します．また，それぞれの姿勢（特に痛みを訴える姿勢）での寛骨と仙骨の位置関係を評価します．寛骨後傾に対して相対的に仙骨が前傾位を示す場合には仙腸関節付近の痛みを呈することが多く，寛骨・仙骨ともに前傾位を示す場合には仙腸関節よりも上部での腰部痛を呈することが多いです．

#### ② 脊柱のしなり（立位）

　静止立位時の脊柱のしなり方を評価します．各体節の前後のバランスを考慮して脊

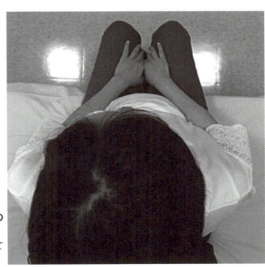

図8-5　座位姿勢評価：頭部-胸郭-骨盤の位置関係
左右の座位姿勢とともに，骨盤に対して胸郭・頭部が左偏位していると評価する．

柱は適度なしなりを生じる必要があると考えています．図 8-6 の症例は a が「適切」，b は「しなり過ぎ」，c は「しならな過ぎ」であると評価します．

### ③ 胸部・腹部のトップ方向

女性は妊娠により乳房・腹部が増大します．産後，腹部は出産により小さくなりますが乳房は 2～3 カップ増大します．増大した部位のトップ位置がどの方向を示しているかを評価します．方向が下を示す場合は，インナーユニットの低下が考えられます．図 8-7 の症例は妊婦であり，妊婦 A は腹部トップの位置がやや上方を向いているのに対し，妊婦 B は下方へ向いていると判断できます．また図 8-8, 8-9（▶8-1 ▶8-2）では，乳房のトップ位置を上方へ誘導した場合に呼吸時の胸郭の広がりが変化することを示しています．

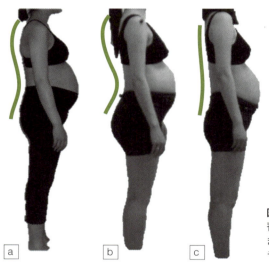

**図 8-6 立位姿勢評価：脊柱のしなり**
脊柱のしなり方が a「適切」，b「しなり過ぎ」，c「しならな過ぎ」と評価する．色のラインは脊柱のしなりを示している．

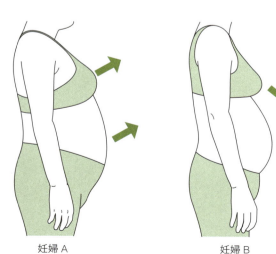

**図 8-7 姿勢評価：胸部（乳房）・腹部の方向**
胸部（乳房）・腹部が妊婦 A は上向きの，妊婦 B は下向きのベクトルを向いていると評価する．

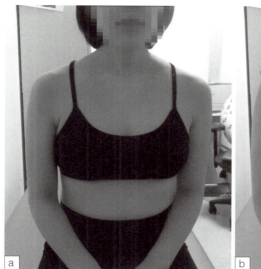
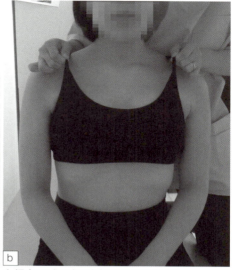

図 8-8 ▶8-1 乳房のトップ位置を上方へ誘導した場合の呼吸時の胸郭の広がり（正面）
a：通常時，b：上方へ誘導した場合

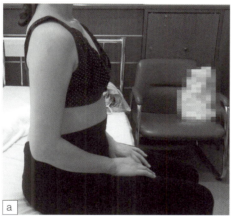
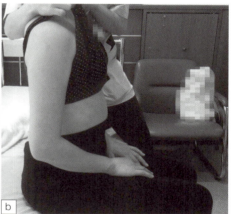

図 8-9 ▶8-2 乳房のトップ位置を上方へ誘導した場合の呼吸時の胸郭の広がり（側面）
a：通常時，b：上方へ誘導した場合

● 疼痛の評価

　痛みを生じる姿勢・動作を確認し，後述するインナーユニットの誘導を行った後に，痛みが変化するかを評価します．例えば，経腟分娩直後の女性は出産（分娩）時の骨盤底筋群の損傷が大きいため，寝返り動作でも仙腸関節痛を伴う尿失禁を呈してしまう場合があります．この場合，骨盤底筋群をアシストするために，後述する左右の坐骨

▶8-1（図 8-8）　乳房のトップ位置を上方へ誘導した場合の呼吸時の胸郭の広がり（正面）
https://igsmov.igaku-shoin.co.jp/undoukinokinou03835/0801
0:37

▶8-2（図 8-9）　乳房のトップ位置を上方へ誘導した場合の呼吸時の胸郭の広がり（側面）
https://igsmov.igaku-shoin.co.jp/undoukinokinou03835/0802
0:58

結節が近づく方向，もしくは仙骨を起き上がらせる方向へ誘導することで痛み・尿失禁の軽減を示すことが多いです．

●インナーユニットのどこがターゲットとなる筋なのか？ 最重要

　インナーユニットは冒頭でも述べたように4筋で構成されています．そのうちどれか1つでも機能低下を生じるとユニットとしての機能も低下します．したがって，臨床的には，どの筋をターゲットとして治療を行ってもある程度結果は出るでしょう．しかしながら，即時効果はあっても持続的効果が期待できません．<u>根本的なターゲットとなる筋の治療後には，即時効果だけでなく持続的効果が得られる</u>経験をもちます．ここでは，尿失禁と腰痛（痛み）に加え，動作のしやすさ，呼吸時の胸郭・腹部の広がりに着目し，インナーユニットの機能低下を生じさせている根本的な筋を絞る評価法を示します．

① **下肢挙上時の骨盤回旋評価（腹横筋，骨盤底筋群，多裂筋）**

　評価方法としては，図8-10のように膝関節屈曲位にて背臥位となり，片足ずつ挙上してもらいます．挙上量としては，足面が床から離れたらそれで十分です．挙上した側の骨盤回旋量を評価し，右回旋が大きいようであれば左側，左回旋が大きいようであれば右側のインナーユニットの機能低下ありと判断します[4]．つまり，大きく回旋した側と反対側の筋群に機能低下を生じていると考えます．骨盤回旋評価を実施したうえで，徒手的に寛骨もしくは仙骨を誘導し，評価対象の筋をアシストします．圧迫誘導をした状態で，それぞれ再評価を行い，骨盤の回旋量が減少した場合に，誘導した筋がターゲットであると判断できます．また，意図的に咳を促し，徒手的誘導の有無により失禁の程度に差が生じるかについても確認します．

　図8-11（▶8-3）では一連の評価を示しており，左下肢挙上で骨盤の左後方回旋が大きい症例に対して，腹横筋アシスト→骨盤底筋群アシスト（寛骨誘導）→多裂筋アシスト→骨盤底筋群アシスト（仙骨誘導）を実施し，骨盤の回旋度合いをその都度評価しています．図8-11（▶8-3）の症例の場合では，骨盤底筋群アシストにより左下肢挙上時の骨盤回旋が小さくなるため，骨盤底筋群がターゲットであると評価します．

a）寛骨誘導による腹横筋 vs. 骨盤底筋群の機能の評価

　徒手的な寛骨誘導については，腹横筋のアシスト（図8-12a），または骨盤底筋群のアシスト（図8-12b）を行います．筋の付着部に着目し，腹横筋のアシストとしては腸骨稜のラインに圧迫誘導をかけ，骨盤底筋群のアシストとしては坐骨結節のラインに圧迫誘導をかけます．

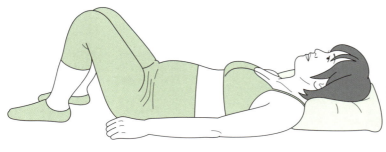

図8-10　下肢挙上時の骨盤回旋評価
膝関節屈曲位での背臥位を評価開始姿勢とする．

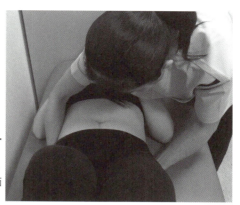

図 8-11 ▶8-3 骨盤の回旋度合いへの一連の評価
図 8-12, 8-13 で示す徒手的な誘導を行ったときの骨盤の回旋度合いをそれぞれ評価する.

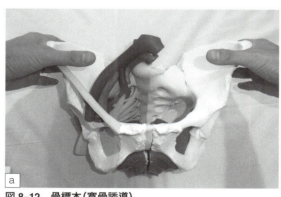
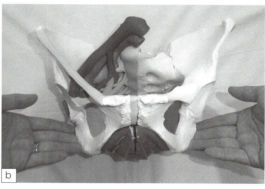

図 8-12 骨標本（寛骨誘導）
a：腹横筋アシスト．腸骨稜のラインに圧迫誘導をかける．b：骨盤底筋群アシスト．坐骨結節のラインに圧迫誘導をかける．

b）仙骨誘導による多裂筋 vs. 骨盤底筋群の機能の評価

　徒手的な仙骨誘導については，多裂筋のアシスト（図 8-13a），または骨盤底筋群のアシスト（図 8-13b）を行います．筋の付着部に着目し，多裂筋のアシストとしては仙骨上部に圧迫誘導をかけ，骨盤底筋群のアシストとしては仙骨下部に圧迫誘導をかけます．

② 骨盤を後方傾斜させての呼吸評価（横隔膜，骨盤内臓物の位置変化による評価）

　評価方法としては，まず胸骨角の確認を実施します．胸骨角は約 90° が正常であり，70° 以下では外腹斜筋優位，100° 以上では内腹斜筋優位と評価しています．横隔膜の機能低下では，多くが胸骨角の狭小化を認め外腹斜筋が優位な形状をとっています．肋骨下縁へ手がどの程度入り込めるかを確認し，外腹斜筋のリリース後に呼吸に伴った胸郭の拡大がみられれば，外腹斜筋の高緊張による横隔膜機能低下と判断できます．ただし，胸骨角が正常もしくは拡大している場合には骨盤を後傾誘導し，呼吸時の胸郭を評価します．後傾誘導したほうが胸郭の広がりを認めた場合，横隔膜の機能低下

▶8-3
（図 8-11）

骨盤の回旋度合いへの一連の評価
https://igsmov.igaku-shoin.co.jp/undoukinokinou03835/0803
1:14

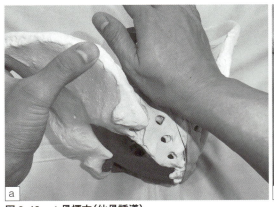
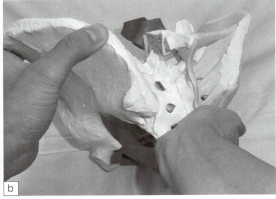

**図 8-13 :骨標本（仙骨誘導）**
a：多裂筋アシスト．仙骨上部に圧迫誘導をかける．b：骨盤底筋群アシスト．仙骨下部に圧迫誘導をかける．

が考えられます．理由としては，妊娠後期では子宮の大きさが増加するに従い横隔膜を圧迫し，分娩後は腹部内臓物の急激な減少により圧迫され続けていた横隔膜が一気にゆるむためです．ゆるんだ横隔膜を縮ませる（収縮させる）ことは腹横筋と同様に著しく困難です．そのため，骨盤後傾誘導により一時的に腹部内臓物を横隔膜側へ寄せ，横隔膜の弛みを改善させる（ピンと張らせる）ことで縮み（収縮し）やすい状態で，呼吸による胸郭拡大がみられれば，横隔膜機能低下と判断できます．注意として，この評価は妊娠期ではより横隔膜への圧迫を強めてしまうため不適切であり，産後女性で適応すべき方法となります．

③ 咳による腹部評価（腹横筋，骨盤底筋群，多裂筋，横隔膜）

まず腹直筋離開の有無を評価します．産後すぐの女性においては約2横指程度，腹直筋離開を呈している場合が多く，咳を促した場合に腹部が膨張しやすいです．ここで腹横筋のアシストもしくは収縮により咳をしたときの腹部膨張が軽減すれば，腹横筋による機能低下と判断します．同様に，骨盤底筋群，多裂筋そして横隔膜のアシストもしくは収縮により咳をしたときの腹部膨張が軽減すれば，それぞれ評価対象の筋の機能低下と判断できます．各筋のアシスト方法は①，②で上述した寛骨誘導，仙骨誘導，骨盤挙上にて実施します．

図 8-14（▶8-4）では一連の評価を示しており，空咳を促した際の腹部の状態をアシストなし→腹横筋アシスト→骨盤底筋群アシスト→多裂筋アシスト→横隔膜アシストのそれぞれで評価しています．▶8-4 の症例の場合では，骨盤底筋群アシストでの腹部増大が最も小さく，ターゲットの筋は骨盤底筋群となります．

● 超音波画像評価

腹横筋・横隔膜・多裂筋・骨盤底筋群で構成されるインナーユニットについては超音波画像により評価することが多いです．

本項では，臨床上よく使う腹横筋・骨盤底筋群に対する超音波画像評価を述べます．機能解剖で示した超音波画像について，腹横筋は厚みの増加が収縮を意味し[5]，骨盤底筋群は膀胱底の挙上量増加が収縮を意味しています[6]．ここで注目したいのは，超音波静止画（機能解剖で示した図 8-2）における腹横筋の厚みが厚ければ腹横筋の機能

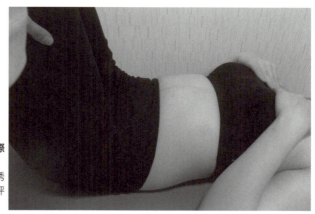

図 8-14　▶8-4　空咳を促した際の腹部の状態への一連の評価
図 8-12, 8-13 で示す徒手的な誘導を行ったときの腹部の状態を評価する.

は高いのか，また，膀胱底の挙上量が大きいほうが骨盤底筋群の機能は高いのか，という点です．これは，それぞれの筋において少し差があると考えています．筋の重要な機能は伸び縮みすることです．評価すべき重要な点は，弛緩（起始停止が引き伸ばされる）と収縮（起始停止が引き寄せられる）です．

① 腹横筋の評価

　筋そのものを超音波画像として映し出しているため，厚みの変化量が大事であると考えています．腹横筋は呼気筋であるため，吸気でどれだけ薄くなり呼気でどれだけ厚くなるかを評価します．妊娠後期ともなるとそもそも，非妊娠時と比較し格段に引き伸ばされるため，縮む機能が著しく困難となります．また，分娩後は腹部周囲径の急激な減少により，引き伸ばされ続けていた筋が一気にゆるむといった現象に陥ります．弛んでいる筋を縮ませる（収縮させる）こともまた，著しく困難となります．このような理由から，腹横筋は，呼吸に伴う腹横筋厚変化量を評価します．尿失禁や腰痛といったマイナートラブルを抱えていない妊婦や産後女性については，もともとの腹横筋厚が薄い場合でも，しっかりと伸び縮みすることができます．逆にマイナートラブルを抱えている妊婦や産後女性については，腹横筋厚の変化がまったくないケースが多いです．

　動画は側腹筋群の超音波画像であり，マイナートラブルを抱えている症例に多い腹斜筋収縮が優位な状態（図 8-15, ▶8-5）と理想的な腹横筋収縮（図 8-16, ▶8-6）を示しています．

② 骨盤底筋群

　膀胱形状から骨盤底筋群を評価します．膀胱は水風船に似た構造であり，決まった禁のない場合とある場合の膀胱形状を図 8-17 に示しました．このように膀胱底が凸状である状態が理想的であり，凹状である場合には尿失禁を呈している場合が多くあります．また，膀胱底が挙上した際に骨盤底筋群が収縮したと評価します（図 8-18, ▶8-7）．骨盤底筋群は口頭指示による収縮誘導が難しいため，咳をした（腹圧を過剰

▶8-4
（図 8-14）  空咳を促した際の腹部の状態への一連の評価
https://igsmov.igaku-shoin.co.jp/undoukinokinou03835/0804
0:41

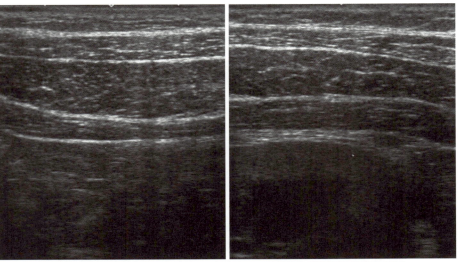

図 8-15 ▶8-5 腹斜筋収縮が優位な状態
呼気時，腹斜筋厚が大きくなる．

図 8-16 ▶8-6 理想的な腹横筋収縮
呼気時，腹横筋厚が大きくなる．

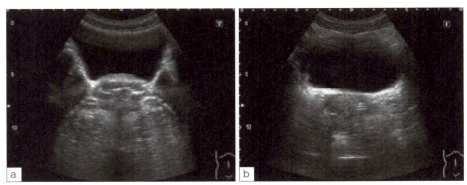

図 8-17 ：膀胱形状
a：尿失禁なし，b：尿失禁あり

に加えた)場合の膀胱形状を評価するとよいでしょう．尿失禁を呈する場合には，安静時凸状であった膀胱形状が，腹圧により凹状に変化してしまうことが多いです．

動画では尿失禁を呈する人(図 8-19，▶8-8 )と尿失禁を呈さない人が咳をした際の膀胱形状(図 8-20，▶8-9 )を示しています．

---

▶8-5
(図 8-15)
腹斜筋収縮が優位な状態

https://igsmov.igaku-shoin.co.jp/undoukinokinou03835/0805
⊙ 0:42

▶8-6
(図 8-16)
理想的な腹横筋収縮

https://igsmov.igaku-shoin.co.jp/undoukinokinou03835/0806
⊙ 0:35

▶8-7
(図 8-18)
膀胱底の挙上

https://igsmov.igaku-shoin.co.jp/undoukinokinou03835/0807
⊙ 0:23

8 尿失禁と腰痛に悩む産後女性　インナーユニットの機能破綻への対応

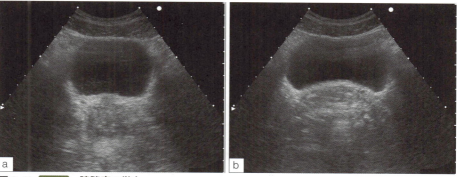

図 8-18　▶8-7　膀胱底の挙上
a：安静時，b：骨盤底筋群収縮時

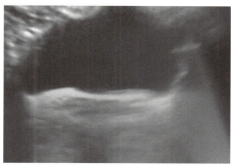 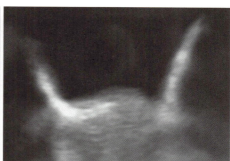

図 8-19　▶8-8　尿失禁を呈する人が咳をした際の膀胱形状

図 8-20　▶8-9　尿失禁を呈さない人が咳をした際の膀胱形状

> ◎ 評価ポイント
> 1. 姿勢（位置関係）と胸部・腹部のトップ位置の方向を評価する
> 2. どの筋アシストにより尿失禁が軽減するかを確認する
> 3. どの筋アシストにより腰痛が軽減するかを確認する

💡エキスパートからのアドバイス
型（姿勢）を決めてから固めましょう（筋収縮させましょう）．そのためには姿勢の評価や筋アシストの確認が重要です．

▶8-8
（図 8-19）

尿失禁を呈する人が咳をした際の膀胱形状
https://igsmov.igaku-shoin.co.jp/undoukinokinou03835/0808
0:08

▶8-9
（図 8-20）

尿失禁を呈さない人が咳をした際の膀胱形状
https://igsmov.igaku-shoin.co.jp/undoukinokinou03835/0809
0:09

### エキスパートのストラテジー
# どう治療するか？

　姿勢評価の項目で述べたような個々の姿勢の特徴を評価したうえで，ターゲットとなる筋収縮を練習していくわけですが，姿勢自体がターゲットの筋活動を生じにくくなっている場合が多いため，筆者は治療方針として「型を決めてから固める」という流れで理学療法を展開しています．「型」とは「姿勢」のことであり，「固める」とは「ターゲットの筋収縮により目的の姿勢が持続する」ということです．インナーユニットを構成する筋は姿勢保持筋ともいわれています．そのため，筋収縮による「固める」過程においては，アウター筋である大殿筋や外腹斜筋などの筋収縮は極力生じず，インナーユニットの筋が収縮することが大事な点です．そのためにも筋収縮を行う前の型決めが重要であると考えています．この項目では「型決め」，「固め方」についてそれぞれ記載します．

### 型決め
#### ●ブラジャー操作 [有効 ★☆☆]

　「どう評価するか？　姿勢の評価③胸部・腹部のトップ方向」で上述したとおり，ブラジャー操作により乳房の位置を修正します．また，ブラジャーのアンダー（下部）の位置に当たる肋骨部位が左右いずれかへ偏位している場合は偏位側の肋骨を後方回旋方向へ，反対側の肋骨を前方回旋方向へ誘導し深呼吸を数回実施します（図8-21）．この肋骨誘導により，偏位していた肋骨位置が修正され胸郭の広がりや体幹の回旋可動域が変化することが多いです．

#### ●骨盤ベルト [技あり ★★☆]

　骨盤の型決めとして骨盤ベルトをよく活用します．そしてベルトを巻く位置は図8-22に示すように寛骨下方で，恥骨上端にベルトの上端が重なる位置が多いです．理由としては，上述したように産後女性は坐骨結節が広がり，仙骨がうなずいている骨盤形状を呈している場合が多いからです．仙骨上部が前方へ仙骨下部が後方へ傾いているので，仙骨下部へベルトを巻くことで骨盤修正を促します．妊娠中の女性についてはベルトを装着しただけで，つまり骨盤形状を修正しただけで腹部の張りが軽減することも多くあります．

#### ●タオル座位 [一本 ★★★]

　理想的な座位姿勢として，骨盤中間位であることが一般的ですが，生活のなかでどのようなときも骨盤中間位で座位姿勢を意識することには困難があります．そこで，座位姿勢の型決めとして図8-23のように丸めたバスタオルを使用し手軽に骨盤中間位へポジショニングします．バスタオルは殿部の形状に合わせてU字型とし，ちょうど坐骨結節に対するストッパーの役目となるように楔上に挿入します．タオル座位については，デスクワークの際，長距離移動時（車や電車内），授乳時などさまざまな骨盤後傾位となりやすい場面でも活用できます．

### 固め方
#### ●超音波画像による視覚的フィードバック [有効 ★☆☆]

　「どう評価するか？　超音波画像評価」で説明したように，超音波画像を見て，視

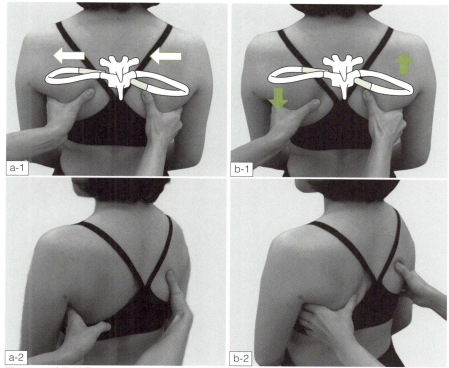

図 8-21　肋骨誘導
a：肋骨誘導なし，左偏位（⇔），b：肋骨誘導あり
左偏位の場合，偏位している左肋骨を後方回旋，右肋骨を前方回旋へ誘導することで体幹左回旋角度が大きく変化する．

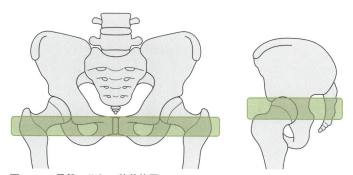

図 8-22　骨盤ベルトの装着位置
寛骨下方に位置させ，恥骨上端にベルトの上端が重なる位置とする．

覚的フィードバックによる収縮を促す方法です．アウター筋である腹斜筋や殿筋，脊柱起立筋群は極力収縮せず，ターゲットの筋のみの収縮を行うことが重要です．また，インナーユニットの筋は深層筋であることから収縮感覚を得にくいです．だからこそ，視覚的フィードバックにより，どこにある筋をどのように動かせばよいかを理解することが重要であると考えます．収縮感覚を理解することと同時に，その筋を収縮することが症状の改善になぜつながるのかという説明も治療のうえでは大切です．骨盤底筋群がターゲットの場合は，特に継続的なエクササイズが必要なためエクササイズの理解が不可欠となります．

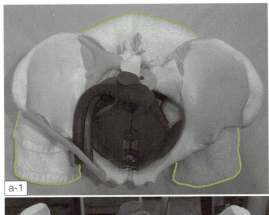
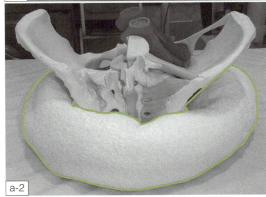
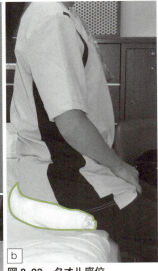

図 8-23　タオル座位
a：骨標本にタオルを挿入した座位
b：実際に人を対象にタオルを挿入した座位

● 口輪筋を用いた呼気でのインナーユニットエクササイズ法　技あり ★★☆

　筆者らの研究により，発声のなかでも母音(u・o)発声時により腹横筋の活動を認めました[7]．このように口輪筋を活用した呼気運動によりインナーユニットが機能向上すると考えられるため，発声のほか，液体(とろみをつけた液体であるとより効果的)の入ったペットボトルにストローを入れ，呼気運動を実施する方法や，縁日などで見かけるピロピロ笛(吹き戻し)を使用し，伸ばす長さを自身で変化する方法を活用します[8]．

● タオルストレッチポール　一本 ★★★

　ストレッチポール上背臥位では，ストレッチポールなしの背臥位よりも腹横筋の活動を認めました[9]．臨床では，バスタオルを縦に何枚も巻いたものを使用しています(図8-24)．枚数の調整や軸として新聞紙を丸めたものを挿入することでポール自体の難易度を調整でき，個人にとって最適な難易度を提示できます．インナーユニットの活動によりタオルストレッチポールに約5分間乗りながら呼吸運動をするだけで，脊柱起立筋群のリラクゼーションが得られやすいです．

● 会陰部へのタオル挿入座位　技あり ★★☆

　丸めたバスタオルを会陰部へ挿入し座位姿勢を保持します(図8-25)．骨盤底筋群の緊張が高く，弛緩が困難で収縮感覚が得られにくい女性に活用する場合が多いです．数分間挿入したまま座位保持を継続後，タオルを撤去すると坐骨結節をより感じやすくなり骨盤底筋群の収縮感覚も得られやすいです．

● 目-口-肛門の開閉運動　一本 ★★★

　眼輪筋，口輪筋，肛門括約筋という輪上になっている3筋をランダムに収縮弛緩さ

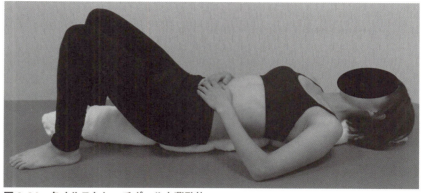

**図 8-24 タオルストレッチポール上背臥位**
バスタオルを縦に 5〜6 枚巻いたタオルストレッチポールを作製し，その上に脊柱に沿って背臥位姿勢となる．

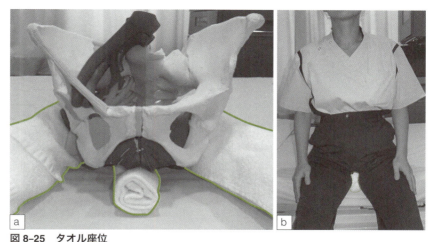

**図 8-25 タオル座位**
a：骨標本にタオルを挿入した座位，b：実際に人を対象にタオルを挿入した座位

せることで骨盤底筋群の機能のうち 10 秒間で何回収縮できるか評価します（図 8-26）．

### ●関節運動を伴った筋収縮（四つ這い） 技あり ★★

坐骨位置，仙骨（尾骨位置）に意識した四つ這い運動です．関節運動を伴う際は必ず呼気に合わせるようにし，骨盤前傾に伴った坐骨結節の広がり，仙骨のうなずき，骨盤後傾に伴った坐骨結節の縮まり，仙骨の起き上がりを意識させます．さらに骨盤前後傾に伴う脊柱のしなりを滑らかに誘導することでインナーユニットの協調的活動を促します（図 8-27, 8-28, ▶8-10 ▶8-11）．

### ●セラバンド® 歩行 一本 ★★★

骨盤ベルトを巻く位置にセラバンド® を当て，後方へ引きながら歩行する方法です（図 8-29）．骨盤のみが前方変位しないよう注意します．10 m 歩行を 5 セットほど行うと，インナーユニット全体を活動しつつ前方への重心移動を促せるので，実施後歩行では前への推進力が向上します．

レベル1：口と肛門を緊張させる or ゆるめる
レベル2：（ⅰ）肛門を緊張させ，口はゆるめる
　　　　（ⅱ）口を緊張させ，肛門はゆるめる
レベル3：（ⅰ）目をギュッと閉じたまま，レベル1を行う
　　　　（ⅱ）目をギュッと閉じたまま，レベル2を行う
レベル4：目-口-肛門すべてを緊張 or 弛緩させてから，ランダムに1つずつゆるめていく or 緊張させていく

評価法）
　10秒間で骨盤底筋群が何回収縮できるか評価する

a

目-口-肛門をすべて閉めた（収縮）した状態からスタート

肛門をゆるめる → 目をゆるめる → 肛門を閉める → 口をゆるめる

口を閉める → 肛門をゆるめる → 目を閉じる → 肛門を閉める

すべてが閉まっていれば正解

b

**図 8-26　目-口-肛門の開閉運動**
a：それぞれの開閉運動を徐々にレベルアップして練習する．b：ランダムにそれぞれの開閉運動を実施させた例

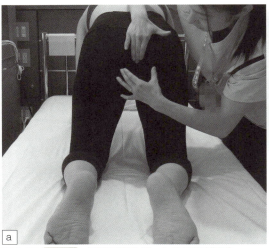
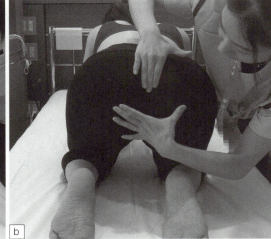

**図 8-27　▶8-10　関節運動を伴った筋収縮（背面）**
a：頭部-体幹を後方へ移動させた際，坐骨結節間距離が縮まると同時に仙骨が起き上がる．b：頭部-体幹を後方へ移動させた際，坐骨結節間距離が離れると同時に仙骨がうなずく．

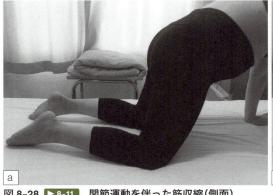
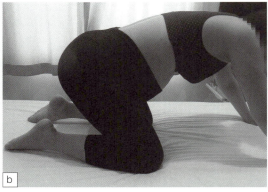

**図 8-28　▶8-11　関節運動を伴った筋収縮（側面）**
a：頭部-体幹を後方へ移動させた際，坐骨結節間距離が縮まると同時に仙骨が起き上がる．b：頭部-体幹を後方へ移動させた際，坐骨結節間距離が離れると同時に仙骨がうなずく．

8 尿失禁と腰痛に悩む産後女性　インナーユニットの機能破綻への対応

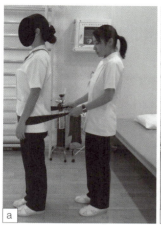
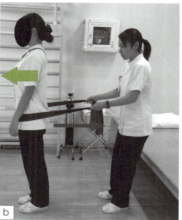
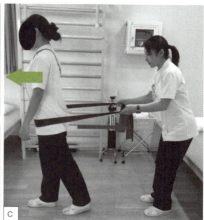

図8-29　セラバンド®歩行
a：スタートポジション，b：徐々に後方へ引く，c：後方へ引きながら歩行
骨盤ベルトを巻く位置にセラバンド®を当て，後方へ引きながら歩行させる．準備段階として後方へセラバンド®を引いた際にも立位保持する練習を行う．

> ◎ 治療ポイント
> 1. ターゲットの筋が症状改善へつながることを説明する（理解してもらう）
> 2. ターゲットの筋が働きやすい姿勢（型）決めを行う
> 3. アウター（外腹斜筋や大殿筋）が働かないようにインナー（腹横筋や骨盤底筋群）を動かす

> 💡エキスパートからのアドバイス
> 自主トレーニングで少しでも痛みが生じていると運動学習効果は乏しいので注意しましょう．痛み0での自主トレーニングでないと成功体験としての学習効果をもたらしません！

▶8-10（図8-27）　関節運動を伴った筋収縮（背面）
https://igsmov.igaku-shoin.co.jp/undoukinokinou03835/0810
1:28

▶8-11（図8-28）　関節運動を伴った筋収縮（側面）
https://igsmov.igaku-shoin.co.jp/undoukinokinou03835/0811
0:59

## 文献

1) Sapsford R：The pelvic floor：a clinical model for function and rehabilitation. Physiother 87：620-630, 2001

2) 田舎中真由美：腹圧性尿失禁の理学療法とコアスタビリティトレーニング．理学療法 26：1228-1233, 2009

3) 山崎章恵, 他：妊娠期および産褥1ヵ月検診時における尿失禁の実態．母性衛生 40：213-218, 1999

4) Urquhart DM, et al：Differential activity of regions of transversus abdominis during trunk rotation. Eur Spine J 14：393-400, 2005

5) McMeeken JM, et al：The relationship between EMG and change in thickness of transversus abdominis. Clin Biomech（Bristol Avon）19：337-342, 2004

6) Whittaker J：Abdominal ultrasound imaging of pelvic floor muscle function in individuals with low back pain. J Man Manip Ther 12：44-49, 2004

7) 布施陽子, 他：母音発声と腹横筋活動との関連性．PT ジャーナル 49：1055-1057, 2015

8) 布施陽子, 他：腹膜筋機能に着目した体幹・骨盤帯エクササイズ．福井　勉（編）：ブラッシュアップ理学療法—88 の知が生み出す臨床技術．pp108-113, 三輪書店, 2012

9) 布施陽子, 他：安静背臥位とストレッチポール上背臥位における腹筋群筋厚の検討．理療科 27：77-80, 2012

# 9

## 歩くと痛い
### 足底筋膜とアキレス腱の歩行時痛と
### そのコントロール

園部俊晴

# 9

# 歩くと痛い
## 足底筋膜とアキレス腱の歩行時痛とそのコントロール

## 「歩くと痛い」という症候

　　足部・足関節に限らず，歩行時痛の大半は立脚前半相の「荷重応答期（LR）」もしくは立脚後半相の「立脚終期（Tst）」のどちらかの時期に生じます（図9-1）[1]．なかでも足底筋膜とアキレス腱周囲に生じることは多く，本項ではこの2つの痛みについて解説します．

　　足底筋膜の痛みは，主にLRの時期に生じることが多いのですが，Tstの時期に生じることも少なくありません．またよく観察すると，Tstで生じる痛みが起因してLRの時期にも痛みが生じるようになることもあり，このことを知っておく必要があります．アキレス腱の痛みは，大半がTstの時期に生じ，この時期の動作分析が痛みの原因を推測するうえで重要となります．足底筋膜の痛みとアキレス腱の痛みはともにスポーツ場面で多くみられますが，日常生活で生じることも少なくありません．

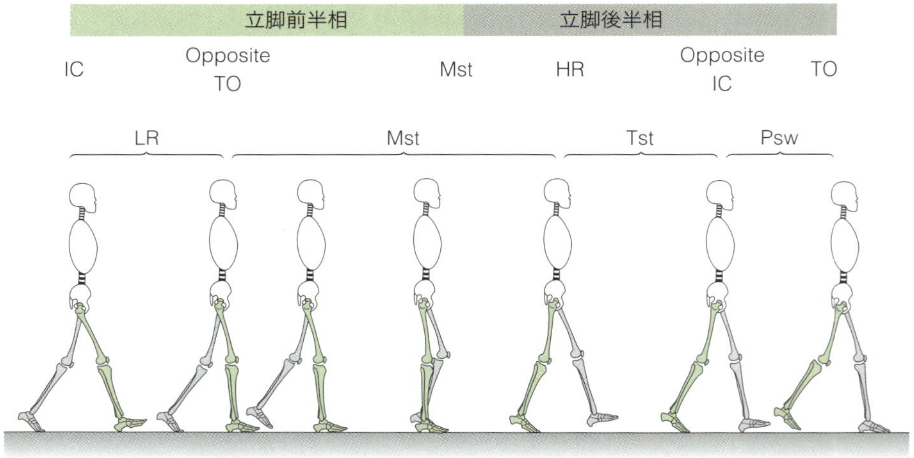

**図9-1　歩行周期：立脚相**
足部・足関節に限らず，歩行時痛の大半は立脚前半相の「荷重応答期（LR）」もしくは立脚後半相の「立脚終期（Tst）」のどちらかの時期で生じる．
IC：初期接地，Opposite TO：対側爪先離地，Mst：立脚中期，HR：踵離地，Opposite IC：対側初期接地，TO：爪先離地，Psw：前遊脚期
[Perry J, et al：Gait Analysis：Normal and pathological function, 2nd ed. SLACK, Thorofare, 2010 を参考に筆者作成]

## 機能解剖(図9-2)

　足底筋膜は底側の踵骨隆起内側突起から第1〜5中足骨頭および基節骨底に付着し，足部縦アーチの維持や歩行時のスプリングとして機能しています．荷重によって内外側の足部縦アーチが沈むことで伸張されます．また基節骨底に付着しているため，中足趾節関節(MP関節)の伸展でも伸張される特徴があります[2]．アキレス腱は踵後方の踵骨隆起に付着し，付着部後面と前面には滑液包が存在しています．

## 構造破綻と機能破綻の関係性

　足部の構造破綻の概念として，筆者は「足部アーチの低下」と「足部回内」を区別しています[3]．俗にいう「扁平足障害」は，この2つを混同していることが多いです．「足部アーチの低下」とは，テント状の足部アーチが沈んでいる状態であり，回内の有無とは別に捉える必要があります．これは足部構造が柔軟な足に生じやすいです(図9-3a)．また臨床では足部アーチが低下しない構造破綻もあり，この破綻は足部構造が強固な足に生じます(図9-3b)．「足部回内」とは，「足部アーチ」の低下の有無とは別に足部全体としての回内の有無を示すものです(図9-3c)．
　この構造破綻と機能破綻の関係性は，すべての足部・足関節周辺の疾患において重要な概念となり，足部・足関節周辺の多くの痛みはこの関連性によって生じています．この関連性をもとに足底筋膜炎とアキレス腱炎の原因を考えると，この2つの疾患の原因は似ていることに気がつきます．以下に構造破綻と機能破綻の関係性をもとに，足底筋膜炎とアキレス腱炎の原因について説明します．

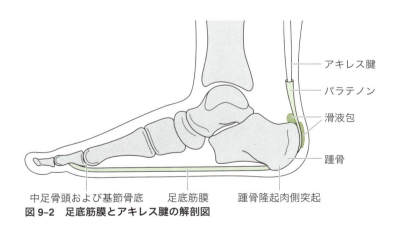

図9-2　足底筋膜とアキレス腱の解剖図

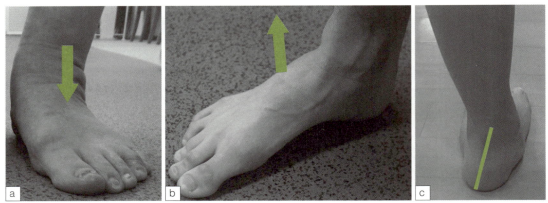

**図 9-3 足部の構造破綻**
a：足部アーチの低下．テント状の足部アーチが沈んでいる状態である．b：足部アーチの挙上．足部アーチが低下しない構造破綻もあり，その破綻は足部構造が強固な足に生じる．c：足部回内．足部アーチの低下の有無とは別に足部全体としての回内の有無を示すものである．
筆者は「足部アーチの低下」と「足部回内」を区別している．

# 足底筋膜炎とアキレス腱炎の原因

　　足底筋膜炎とアキレス腱炎が生じる原因として，筆者は以下の3つのタイプに大別すると臨床像を捉えやすくなると考えています．これらの原因は単独で生じる場合もありますが，複合して生じることも多いです．

**足部構造が柔軟であるためにメカニカルストレスが生じるタイプ**（図 9-4, ▶9-1）
　　立脚後半相の踵離地（HR）が遅延し，Tstでの過度な背屈位および足部アーチが低下した状態で蹴り出しを行うことで，足底筋膜が伸張され痛みを生じさせます．またこのタイプでは足圧中心が前方に移動しにくいため足関節底屈モーメントは大きくなりませんが，過度な背屈位での蹴り出しによりアキレス腱が伸張され痛みを生じさせます．

**足部構造が強固であるためにメカニカルストレスが生じるタイプ**（図 9-5, ▶9-2）
　　早期の踵離地が生じることで，Tstでの足趾伸展によって足底筋膜が伸張され痛みを生じさせます．またこのタイプでは足圧中心が早期に前方に移動するため足関節底屈モーメントは大きくなり，これによりアキレス腱が伸張され痛みを生じさせます．

**足部回内に伴いメカニカルストレスが生じるタイプ**（図 9-6, ▶9-3）
　　足部回内は，LRの時期を主体とする場合とTstを主体とする場合があります．LRおよびTstのどちらの時期においても，足部回内により足底筋膜が伸張され痛みを生じさせます．またアキレス腱はTstの足部回内により，腱の内側が伸張され痛みを生じさせます．このタイプの痛みは，足部構造が柔軟な例でも，足部構造が強固な例でもみられます．

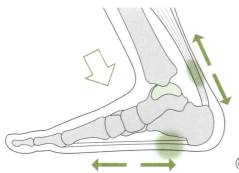
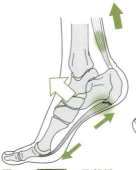
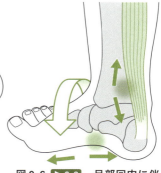

図9-4 ▶9-1 足部構造が柔軟であるためにメカニカルストレスが生じるタイプ

図9-5 ▶9-2 足部構造が強固であるためにメカニカルストレスが生じるタイプ

図9-6 ▶9-3 足部回内に伴いメカニカルストレスが生じるタイプ

### エキスパートのストラテジー
## どう評価するか？

足底筋膜炎やアキレス腱炎の治療では，メカニカルストレスを的確に捉え，これを減じることが特に重要となります．筆者は以下のような手順で評価を行っています[3]．

● 障害局所の評価

問診，視診，触診，機能評価，画像所見（X線，MRI，超音波検査など）によって，局所の状態を評価します．特に，触診や機能評価は障害部位の特定に重要な評価です．ここで障害されている組織を明確にし，微細損傷，癒着，短縮，肥厚，骨化など，その周辺組織も含めた障害部位の評価を行います．

これらにより，まずは「どの組織が痛みを生じさせているのか」を明確にして，次に動作分析などの力学的な評価から「その組織に加わっているメカニカルストレス」の仮説検証を行います．

● 動作分析

歩行動作をみる前に，筆者は立位でのアライメント，足踏み動作，片脚バランスを必ず評価しています．<u>特に足踏み動作は，スタティックとダイナミックの中間評価にあたり臨床上有用です</u>．

▶9-1（図9-4） 足部構造が柔軟であるためにメカニカルストレスが生じるタイプ
https://igsmov.igaku-shoin.co.jp/undoukinokinou03835/0901
2:23

▶9-2（図9-5） 足部構造が強固であるためにメカニカルストレスが生じるタイプ
https://igsmov.igaku-shoin.co.jp/undoukinokinou03835/0902
0:59

▶9-3（図9-6） 足部回内に伴いメカニカルストレスが生じるタイプ
https://igsmov.igaku-shoin.co.jp/undoukinokinou03835/0903
1:11

① 足踏み動作の評価

　足踏み動作は主に歩行や走行の立脚前半相の動きと強い関連があります．足踏み動作時の「足圧中心」，「足位」，「前足部内外反」，「後足部角」，「レッグヒール角」，「足部アーチの低下」，「大腿骨の回旋角」，「体幹アライメント」などの評価を行います(図9-7)．この評価によって，歩行動作の多くの分析項目を事前に把握することができます．このうち特に「足部アーチの低下」は客観的評価が難しいですが，足部障害における重要性は極めて高く，インソールの横アーチの高さと形状を決定づける因子となります．構造的な高低だけでなく，荷重動作のなかで沈み方を評価することが必要です．

② 歩行動作の評価　最重要

　筆者は次の過程でみることを推奨します．

a) 後方視からの分析

　動作の特性は立脚期の前半相と後半相ではまったく異なるため，動作分析ではおのおのの相を分けて評価する必要があります．ただし前半相の動作特性は，足踏み動作の評価と強い関連があります．このため，前述の足踏み動作の評価を念頭に前半相の動きを確認し，そのうえで後半相の動きを評価します．

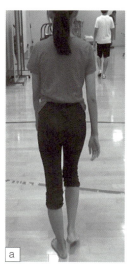
後方視

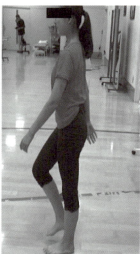
側方視

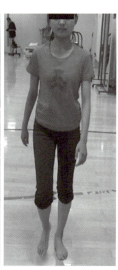
前方視

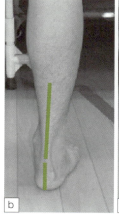

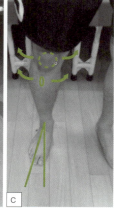

図9-7　足踏み動作の評価
a：全体像で体幹アライメントの評価を行う．
b：後足部角(床面と踵のなす角)，レッグヒール角(踵下と下腿のなす角)，足圧中心などの評価を行う．
c：足位(矢状面と足長軸のなす角)，前足部内外反および内外転，足部アーチの低下(低下の度合いを観察より10段階で評している)，大腿骨の回旋角(膝蓋骨の水平面状の回旋位を確認する)などの評価を行う．特に足部アーチの低下については，筆者は10段階評価を行っている．

後半相の動きは立脚中期（Mst）以降の「身体重心」の移動を捉えたうえで，「足圧中心」，「足部・足関節肢位」，「踵離地の時期」などの動きを評価します．例えば後半相の「身体重心」移動が後方に偏位していると，Tstから遊脚前期（Psw）での「足圧中心」は外方に偏位したり，前足部にウィップを伴う剪断力（shear force）を生じさせる要因となることは臨床的によく見られます．

b）前方視からの分析

　前方視では，特にTstでの「足部アーチの低下」，「足部回内・回外」，「足関節底背屈角」を評価します．また「下腿・大腿の回旋・傾斜」の評価を前半相と後半相に分けて評価します．なかでもTstでの「足部アーチの低下」，「足部回内・回外」は，立脚後半相に生じる足部・足関節の疼痛において，最も多く見受けられるメカニカルストレスです．

● 痛み・違和感が増強・緩和する方向の評価

　荷重位でのストレステストを行い，痛みや違和感が増強する方向と緩和する方向を確認します．例えば，図9-8aの内反・外反荷重テストの場合，痛みを誘発する荷重方向や足部アライメントと，緩和する荷重方向や足部アライメントを確認することができます．また，図9-8bの内廻り・外廻りテストでは，歩行動作と相関が高い足部の動きとメカニカルストレスの関連を評価することができます．

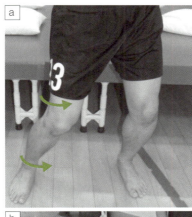

図9-8　荷重位の各種ストレステスト
a：内反・外反荷重テスト．膝と足部に内反・外反と回旋の動きが生じる．b：内廻り・外廻りテスト（左写真は右足が内廻り，左足が外廻り）
内廻りでは，接地時に膝外反・足圧中心外側・距骨関節回内の動き，蹴出し時に膝内反・足圧中心外側・距骨下関節（STJ）回外・前足部内反の動きが生じる．また外廻りではこの逆の動きが生じる．

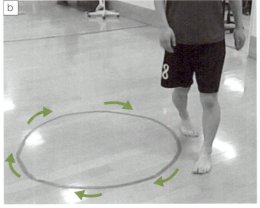
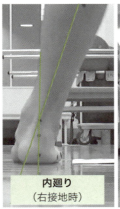
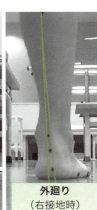

内廻り
（右接地時）

外廻り
（右接地時）

> ✅ 評価のポイント
> 1. まずは「どの組織が痛みを生じさせているのか」を明確にする
> 2. 立位や足踏み動作から，足部・足関節の構造的破綻を捉える
> 3. 動作分析から，どの時期のどの動きが痛みの原因になっているかを捉える

> 💡 エキスパートからのアドバイス
> 多くの理学療法士は足部・足関節の痛みは改善が難しいと感じていますが，前述の評価のポイントを理解し的確な評価ができるようになれば，改善の糸口はみつけやすくなります．

## エキスパートのストラテジー

# どう治療するか？

「足底筋膜炎とアキレス腱炎の原因」の項目で示したように，足底筋膜炎とアキレス腱炎が生じる原因は基本的には似ていて，筆者の考える以下の3つのタイプに大別すると臨床像を捉えやすくなります．

**足部構造が柔軟であるためにメカニカルストレスが生じるタイプ**（図9-9）
**足部構造が強固であるためにメカニカルストレスが生じるタイプ**（図9-10）
**足部回内に伴いメカニカルストレスが生じるタイプ**（図9-11）

この項目ではこれらのタイプごとに筆者の考える治療戦略を紹介します[2-5]．

### 足部構造が柔軟であるためにメカニカルストレスが生じるタイプ（図9-9）

このタイプでは，HRが遅延し，Tstでの過度な背屈位および足部アーチが低下した状態で蹴り出しを行うことで，足底筋膜やアキレス腱に伸張ストレスを生じさせます．HRの遅延と過度な背屈位での蹴り出しは，足部アーチの低下に強く関与しています．

● **タオルギャザー** 技あり ★★☆

このタイプの患者には，運動療法としてタオルギャザーなどによる足部内在筋強化が有効です（図9-9a, b）．

● **テーピング** 技あり ★★☆

また筆者は，図9-9cのようにテーピングを行っています．この際にアキレス腱上の皮膚を上方に誘導したほうがよい場合と下方に誘導したほうがよい場合があり，施行してみてどちらが有効かを必ず確認しています[6]．

なお，アキレス腱炎に対するこのテーピングはどのタイプでも共通して施行しています．

● **インソール** 技あり ★★☆

インソールは足圧中心の早期の前方移動を促すために，距骨下関節回外誘導（図

9 歩くと痛い　足底筋膜とアキレス腱の歩行時痛とそのコントロール

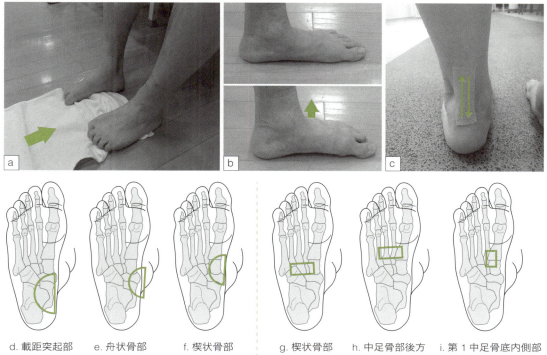

図9-9　足部構造が柔軟であるためにメカニカルストレスが生じるタイプの治療
a：タオルギャザー（やや底屈位で行う），b：足部アーチの挙上エクササイズ，c：アキレス腱上の皮膚へのテーピング，d〜i：入谷式インソールパッド
［入谷　誠：入谷式足底板―基礎編（DVD付き），運動と医学の出版社，2011より引用・改変］

9-9d〜f），横アーチでは特に楔状骨レベル・中足骨部後方レベルを調整し，加えて第1中足骨底内側を挙上することがポイントとなります（図9-9 g〜i）．またアキレス腱炎では，インソール処方と合わせて皮膚へのテーピングが有効です．

## 足部構造が強固であるためにメカニカルストレスが生じるタイプ（図9-10）

早期のHRが生じることで，Tstでの足趾伸展によって足底筋膜を伸張させ，過剰な足関節底屈モーメントがアキレス腱を強く伸張しています．このタイプでは足趾の伸展を抑制するため，踵離地を遅延させます．

● ストレッチ 技あり★★

運動療法では足底筋膜と下腿三頭筋のストレッチ（図9-10a, b）はこのタイプに有効です．立脚後半相の「足圧中心」が内方偏位している場合は内反筋，外方偏位している場合は外反筋を中心に強化します（図9-10c, d）．

● インソール 技あり★★

インソールは内外側アーチを保持し内外反の動きを調整し，ヒールを少し上げるとアキレス腱を緩めることができます．中足部の横アーチを高く処方しないことが肝要です．また中足骨頭パッドは足趾伸展を抑制する役割があり有効なことが多いです（図9-10e〜m）．

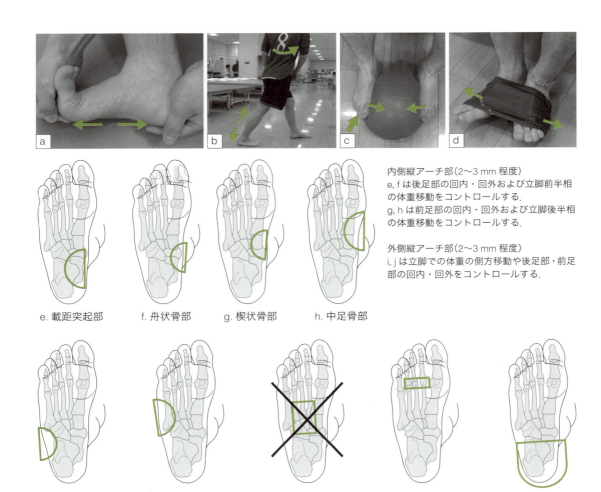

**図 9-10　足部構造が強固であるためにメカニカルストレスが生じるタイプの治療**
a：足底筋膜のストレッチエクササイズ，b：下腿三頭筋のストレッチ，c：足部内反筋エクササイズ，d：足部外反筋エクササイズ，e〜m：入谷式インソールパッド
[入谷　誠：入谷式足底板—基礎編（DVD 付き）．運動と医学の出版社，2011 より引用・改変]

## 足部回内に伴いメカニカルストレスが生じるタイプ（図 9-11）

　足部回内は，LR を主体とする場合と Tst を主体とする場合があります．<u>足部回内により足底筋膜とアキレス腱は内側部が伸張されます</u>．

### ●内反筋・足部内在筋・股関節外旋筋エクササイズ　[－本 ★★★]

　このタイプでは内反筋エクササイズが重要です．筆者は回内足に対する内反筋エクササイズを荷重位で行っています（図 9-11a）．また足部過回内を呈する足では足部アーチの沈み込みを伴っていることが多く，その場合は足部内在筋エクササイズも行います（図 9-11b）．このタイプの多くは大腿骨の過剰な内旋と，体幹上部後方位を呈しています．大腿骨内旋は足部回内を助長するため，股関節外旋筋エクササイズを行っています（図 9-11c）．

9 歩くと痛い 足底筋膜とアキレス腱の歩行時痛とそのコントロール

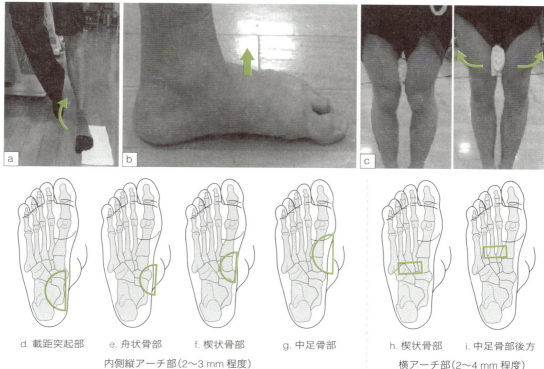

図9-11 足部回内に伴いメカニカルストレスが生じるタイプの治療
a：荷重位での内反筋エクササイズ（下腿を内方傾斜させて行う），b：足部内在筋エクササイズ，c：股関節外旋筋エクササイズ，d〜i：入谷式インソールパッド
［入谷　誠：入谷式足底板―基礎編(DVD付き)．運動と医学の出版社，2011より引用・改変］

● インソール　技あり ★★☆

　インソールは足部過回内と足関節背屈の抑制を目的に内側アーチを高めに調整しますが，足部回内がLRの時期を主体とする場合は内側アーチ載距突起部・舟状骨部，Tstを主体とする場合は内側アーチ楔状骨部・中足骨部を調整します(図9-11d〜g)．また推進期で膝屈曲を伴う過度な背屈には，楔状骨レベル・中足骨部後方レベルの横アーチを高めに調整します(図9-11h, i)．

### 治療ポイント

1. 足部構造が柔軟であるためにメカニカルストレスが生じるタイプでは，足部アーチの低下と強く関与するため，これを改善させる
2. 足部構造が強固であるためにメカニカルストレスが生じるタイプでは，早期のHRと強く関与するため，これを改善させる
3. 足部回内に伴いメカニカルストレスが生じるタイプでは，過度な回内を抑制する

### エキスパートからのアドバイス

足底筋膜炎とアキレス腱炎の評価と治療戦略を理解できれば，多くの足部・足関節疾患の評価と治療戦略はその延長線上にあることに気づくはずです．

### 文献

1) Perry J, et al：Gait Analysis：Normal and Pathological Function, 2nd ed. SLACK, Thorofare, 2010
2) 入谷　誠：入谷式足底板―基礎編（DVD付き）．運動と医学の出版社，2011
3) 園部俊晴，他：[スポーツ障害に対する運動療法―その適応と実際] 足部．臨スポーツ医 32：786-791, 2015
4) 入谷　誠：筋・腱付着部損傷の治療―インソール．Orthopaedics 27：65-70, 2014
5) 園部俊晴：理学療法のプラクティス 下肢 脛骨過労性骨障害 シンスプリントに対するランニングphaseに応じたインソール．臨スポーツ医 31（Suppl）：311-315, 2014
6) 福井　勉：皮膚テーピング―皮膚運動学の臨床応用．運動と医学の出版社，2014

# 10

## 座ると傾く
### 座位不安定の改善

藤井保貴

# 10

# 座ると傾く　座位不安定の改善

## 「座位不安定」という症候

　座位にはいくつかの形がありますが，座位は臥位と立位の間にとる姿勢であり，臥位からみれば活動性の向上となり，立位からみれば活動性の低下となります．また捉え方によって，さまざまな活動や作業をするための座位と安楽や休息のための座位があります．座位が不安定な状態とは，支持基底面内における上半身質量中心[1]が安定して投影されず，可動範囲が狭い状態のことを指します．座位が不安定な状態では，姿勢反射の反応として筋緊張が強くなっている部位や，反応できずに緊張が弱くなっている部位があります．特に頸部や肩甲帯が過緊張な状態になり，上肢が緊張していることも多いです．

## 機能解剖

　抗重力位における姿勢制御は，座位においても視覚，前庭覚，固有受容感覚からの情報をもとに複雑な神経調節がなされ，運動器を受動的・能動的にうまく使うことで保たれています．その運動器としての使い方は，骨対骨の相対的な位置関係を調節し，主に回転運動で成り立っていると考えられ，これらを相対的回転リズムによる姿勢制御と定義します[2]．座位では座面のなかでも左右の坐骨結節の間に上半身質量中心が投影される状態が安定した座位と考えられます．骨盤に対する胸郭と頭部の制御力と座面における股関節機能が重要であり，骨盤に対する大腿骨の運動と大腿骨に対する骨盤の運動の双方をうまく使いながら，座面の床反力を使って姿勢を制御しています．

## 機能破綻と構造破綻の関係性

　臨床において座位が不安定と評価する場面は，対象者がベッドサイドやプラットフォーム上での座位や，車椅子上の座位で傾いているときなどがありますが，健常者でも多くの場面で偏った姿勢制御を行い，不安定であることを経験します．

## 10 座ると傾く　座位不安定の改善

### ● 長期臥床後の座位不安定性

　長期臥床後の座位不安定性では，廃用症候群によって低下した機能すべてが関係し，神経的な調節機能，可動域や筋力などの低下が大きな原因になります．また，座位を保持するために必要な覚醒や体力の問題として，呼吸循環機能も大きく関係します．特に呼吸においては，吸気で体幹を伸展させる作用や呼気で力を抜く作用もあり，座位における呼吸筋の働きは姿勢制御において重要です．

### ● 前方不安定性

　座位で前方に傾く状態は，足底と大腿後面の床反力を利用して，大殿筋や大内転筋を主とする股関節伸筋によって骨盤前傾を制動できない状態と解釈できます．また，最長筋，腸肋筋，棘筋といった脊柱起立筋の機能低下や，多裂筋や腰方形筋などの深層筋機能低下によって，骨盤に対する胸郭前傾を制動できない状態とも考えられます．また股関節屈筋や腹筋群の短縮や，脊椎圧迫骨折などによる脊柱支持の不安定化なども考えられます．

### ● 後方不安定性

　座位で後方に傾く状態は，腸腰筋などの股関節屈筋によって骨盤後傾を制動できないか，腹筋群によって胸郭後傾を制動できない状態と考えられます．特に外腹斜筋と前鋸筋の筋連結における協調機能の低下も大きな要因になります．また，骨盤が後傾した際は尾骨が座面に接地し，床反力の力点となりますが，尾骨が接地しない状態では仙骨が接地するまでは後傾するため，さらに不安定となります．

### ● 斜後方不安定性

　座位で斜後方に傾く状態は，後方に不安定な状態と同様，機能低下に左右差があるときに多く生じます．特に変形性股関節症や股関節周辺に術創部の短縮がある場合は，固有受容感覚からの感覚情報に大きな左右差を生じることや，大殿筋の著明な萎縮などの形態的な問題で斜後方に傾く状態もあります．

### ● 側方不安定性

　座位で側方に傾く状態は，骨盤の側方傾斜を制動する傾斜側の股関節の機能や，骨盤に対して側方傾斜した胸郭を制動する対側の体幹筋の機能が低下した状態と考えられます．また上半身質量中心が坐骨結節を越えてわずかに側方動揺した際には，大腿骨大転子が座面に接し，床反力の力点となり，大腿方形筋などの股関節外旋筋で骨盤を制動します．さらに骨盤傾斜が進むと大腿骨は外旋位になり，これを制動するのは股関節屈曲位で内旋力の強い中殿筋前部線維などです．これらの股関節屈曲位における内外旋機能の低下も大きな原因になります．

---

### エキスパートのストラテジー

## どう評価するか?

　まず「とりあえず座ってみましょう」と声がけをし，座位姿勢を評価します．上半身質量中心の可動範囲をみるなどバランス能力を確認することで，おおよその機能を評価しつつ個々の評価を行っていきます．

137

● 手術歴の確認

　体幹や下肢の術創の確認は重要です．術創部があると，癒着も含め周囲の軟部組織の可動性が低下し，左右前後のバランスをとる際にも感覚の左右差や運動との不一致を起こす可能性があります．

● 呼吸力の評価

　深呼吸により呼吸力の評価を行います．その際の吸気と呼気の力を確認しますが，大事なことは大きく吸うことと，しっかり吐くことです．吸気と呼気の胸郭の動きを評価することも大事ですが，肋骨が十分に可動するための脊柱の肢位や固定性が重要になります．また呼吸時の入口と出口の役割をもつ，鼻と口の機能も大きな影響を与えます．特に，鼻尖が平坦化し，外鼻孔が上方を向いてしまっている状態では吸気が阻害され，咬筋や側頭筋の後方線維が短縮すると開口が困難となり呼気が阻害されます(図10-1)．呼吸力は，エネルギー産生において重要であり，さらに姿勢保持のための体幹機能にも影響を及ぼします．

● 座位姿勢評価(機能的座位と安楽座位)

　機能的座位とは坐骨支持で骨盤中間〜前傾位で体幹が伸展位の座位であり，筋収縮などの能動的な要素が大きい状態です．安楽座位とは骨盤後傾位で体幹が屈曲位の座位であり，靱帯や関節包などの受動的な要素が大きい状態を指します(図10-2)．機能的座位と安楽座位の姿勢を評価し，まず矢状面における頭部，胸郭，骨盤の相対的回転リズムをみて脊柱の可動性や偏った動きを確認します．次に前額面上で評価し，各部位の運動の左右差を確認します．一般的に機能的座位がよい姿勢で，安楽座位は悪い姿勢とされますが，どちらの座位でも重要なことは，上半身質量中心が支持基底面のなかで安定していることです．臨床では，よい姿勢を常に意識している対象者が安楽座位をとれず頸部痛や腰痛を呈していることや，パソコンなどの机上作業や読書や携帯ゲームなどの時間が長い対象者では，機能的座位でも骨盤が後傾していることがあります．

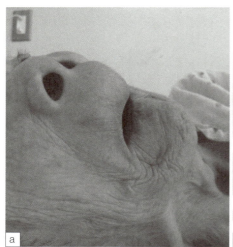 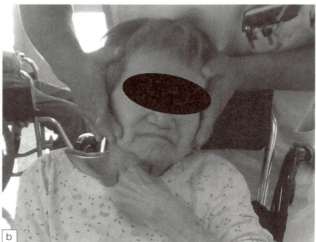

**図10-1　呼吸に関する鼻と口の機能低下**
a：鼻尖の平坦化，鼻翼の過挙上，b：咬筋・側頭筋の拘縮で開口困難

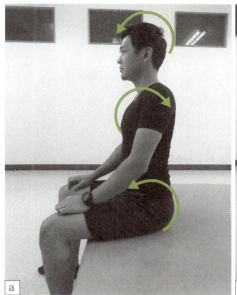 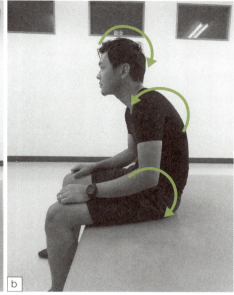

**図 10-2　機能的座位と安楽座位**
a：機能的座位．骨盤中間-前傾，胸郭中間-後傾，頭部中間-前傾．b：安楽座位．骨盤後傾，胸郭前傾，頭部後傾

● **座面における骨支持力の評価**　　最重要

　座面において立ち直り時に床反力を強く伝える部位について解説します．体幹の前方傾斜の立ち直り時は，足底と大腿後面の広い面で支持しますが，側方傾斜と後傾の場合は左右の坐骨結節と大腿骨大転子部と尾骨の 5 つの狭い支持基底面で支持をしています．それぞれの部位に手を敷き，体幹を傾斜して，しっかりと荷重でき立ち直ることが可能かを確認します（図10-3）．尾骨の支持は，骨盤や仙骨・尾骨の形状の個人差がありますが，ある程度骨盤が後傾すると，尾骨が座面に接地して支持をします（図10-4）．骨盤が後傾しても座面に尾骨が支持しない対象者は，仙骨・尾骨の形状が小さいか，仙腸関節で仙骨が後傾しており，尾骨ではなく仙骨が接地します．また上半身質量中心の側方移動が小さい場合は坐骨結節間で制御しますが，大きい場合は大腿骨大転子から骨幹部までで支持し制御します（図10-5, ▶10-1）．坐骨結節にうまく荷重できない場合は，対側の腰方形筋などの体幹筋の問題が大きいと考えられ，左右の大腿骨大転子部でうまく荷重できない場合は，同側の大殿筋や中殿筋，大腿方形筋などの股関節筋群の問題が大きいと考えられます．

● **四つ這い位とキャットバックの評価**

　四つ這い位の評価では，ベッドに対して体幹を平行にし，上肢と大腿部の支持を垂直にした姿勢を評価します．多くの対象者では，視覚情報に頼ることが多く，下肢で支持するよりは上肢で支持する割合が高くなり，肩関節が鋭角になり股関節が鈍角になります（図10-6）．この状態になる四つ這い位を呈する対象者は，骨盤での姿勢制御が不十分で座位においても不安定な場合が多いです．

　キャットバックの評価では，四つ這い位から体幹の屈曲と伸展の可動域を評価します．大事なのは，腹筋群と大胸筋と股関節伸筋群が協調運動をすることで脊柱の屈曲と骨盤の後傾ができ，力を抜くことで脊柱の伸展と骨盤の前傾ができることです．座

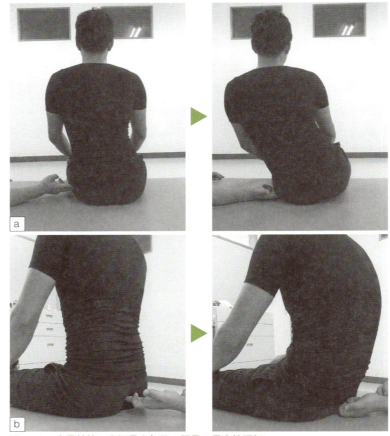

**図 10-3　坐骨結節，大腿骨大転子，尾骨の骨支持評価**
a：坐骨結節支持から大転子部支持の評価．坐骨結節支持の座位で左大転子部に指をあて，左傾斜した状態で左大転子部に荷重されているかを確認する．
b：坐骨結節支持から尾骨支持の評価．坐骨結節支持の座位で尾骨に指をあて，骨盤を後傾させた状態で尾骨に荷重されているかを確認する．

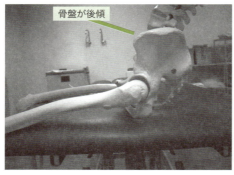
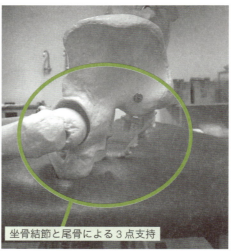

図 10-4　骨盤後傾による坐骨結節・尾骨による3点支持

10 座ると傾く　座位不安定の改善

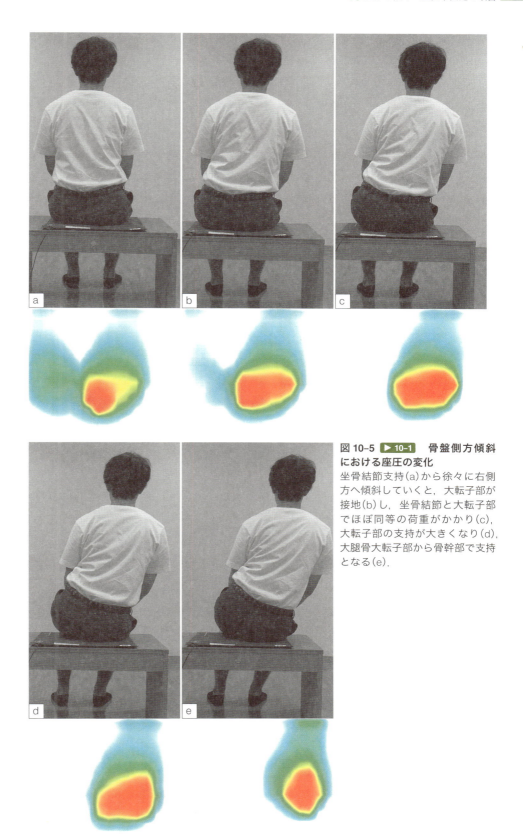

**図 10-5　▶10-1　骨盤側方傾斜における座圧の変化**
坐骨結節支持(a)から徐々に右側方へ傾斜していくと，大転子部が接地(b)し，坐骨結節と大転子部でほぼ同等の荷重がかかり(c)，大転子部の支持が大きくなり(d)，大腿骨大転子部から骨幹部で支持となる(e)．

位の場合は逆に，力を抜くと重力で屈曲位となり，背筋群，股関節屈筋群，肩甲骨内転筋群で協調運動ができる伸展位となります．四つ這い位で上肢での支持が大きい場合は，胸椎優位の屈曲となり，腹筋群に力が入らず腰椎の屈曲と骨盤の後傾が不十分となるため，キャットバックの評価の際は，四つ這い位の重心の位置が重要です（図10-7）．

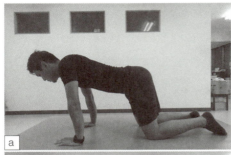
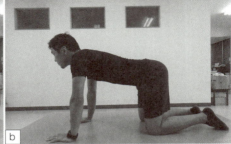
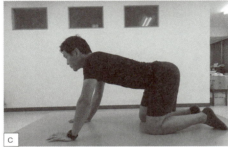

**図 10-6 四つ這い位における姿勢評価**
a：上肢優位の支持，b：四肢でバランスのとれた支持，c：下肢優位の支持
多くの対象者では視覚情報に頼ることが多く，a になりやすい．

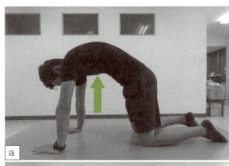
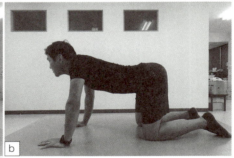
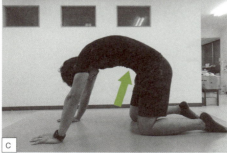

**図 10-7 キャットバックにおける姿勢評価**
a：上肢優位の支持で屈曲．重心が胸郭部にあるため，主に大胸筋，前鋸筋，外腹斜筋によって体幹屈曲となる．b：脱力して体幹伸展．肩甲骨内転位で脊柱が伸展し，骨盤前傾となる．c：下肢優位の支持で屈曲．重心が骨盤帯にあるため，主に腹横筋，内腹斜筋，腹直筋，大殿筋によって骨盤後傾を伴う体幹屈曲となる．

▶ 10-1
（図 10-5）
（図 10-24）

骨盤側方傾斜における座圧の変化／大腿骨支持による座位側方バランス練習
https://igsmov.igaku-shoin.co.jp/undoukinokinou03835/1001
1:09

● 座位姿勢における関節可動性と筋力評価

　座位姿勢の状態で頭部，胸郭，骨盤，大腿骨のそれぞれに対する相対的回転リズム運動の可動性と筋力を評価します．

・骨盤に対する大腿骨の運動評価で屈曲，伸展，外転，内転，外旋，内旋の自動運動後に抵抗をかけて筋力を評価します．伸展運動時は大腿後面にバスタオルをかけて挙上位から伸展運動に抵抗をかけます．特に屈曲時の腸腰筋の筋力と，伸展時の大殿筋と大内転筋の筋力は重要です．また側方動揺性の制御においては，股関節屈曲位における内旋・外転作用として中殿筋前部線維，大殿筋上部線維，大腿筋膜張筋，外旋作用を有する縫工筋，大殿筋下部線維などの股関節の筋力が重要です[3,4]．

・大腿骨に対する骨盤の運動評価で，前傾，後傾，側方傾斜を自動運動で行い可動性を確認します．次に骨盤にバスタオルをかけ，筋力評価をします．後方から上前腸骨棘にかけ前傾力，前方から後上腸骨棘にかけ後傾力，側方から腸骨稜にかけ側方傾斜力を評価します．

・骨盤に対する胸郭の運動評価で，骨盤を固定し自動運動で胸郭を前屈，後屈，側屈，回旋を行い分節的な可動性を評価し，胸郭に抵抗をかけて筋力の評価をします．

・胸郭に対する頭部の運動評価では，肩甲帯を固定し，頭部の前屈，後屈，側屈，回旋可動性と筋力を評価します．

● 機能的座位で前方注視した際の姿勢の評価

　座位で作業や読書などをしている対象者は，常に下方注視していることが多く，眼窩内で上直筋による眼球の上方回転が不十分であり，下方回転位のまま機能的座位で前方注視すると，体幹が後傾した状態であるにもかかわらず，本人は真っすぐという感覚になることが多いです．さらにこの状態で上肢を挙上すると，体幹の後傾に対する上肢の姿勢制御で上腕三頭筋や広背筋の緊張が高くなり，十分に挙上できなくなります（図10-8）．

> **評価ポイント**
> 1. 座面における骨支持力の機能を評価する
> 2. 相対的回転リズムにおける分節的な運動を評価する
> 3. 眼球運動の制限による感覚と運動の不一致について評価する

> **エキスパートからのアドバイス**
> 座位の姿勢制御に必要な股関節機能は，解剖学的肢位ではなく屈曲位であることを理解し評価することが重要です．

機能的座位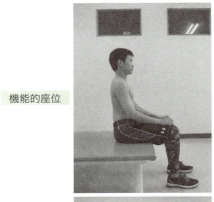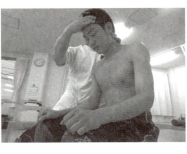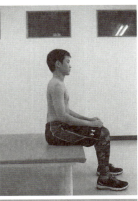

上肢挙上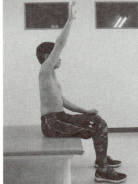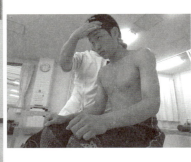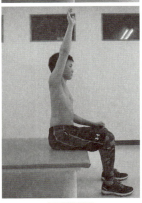

治療前　　　　　　　治療　　　　　　　治療後

**図10-8　眼球運動と座位姿勢と上肢挙上の関係**
眼球の下方回転位のまま機能的座位で前方注視すると体幹が後傾し，上肢挙上も不十分．頭位を前傾位で固定し，眼球の上方回転運動を3回実施する．治療後，体幹後傾は改善され上肢挙上も十分可能となる．
[藤井保貴：相対的回転リズムにおける不良座位姿勢に対するアプローチ．福井　勉（編）：新ブラッシュアップ理学療法—新たな技術を創造する臨床家88の挑戦．p294，ヒューマン・プレス，2017より引用・改変]

### エキスパートのストラテジー

## どう治療するか？

　座位の安定性を改善させるためには，支持基底面内に上半身質量中心を安定させることと可動範囲を広くすることが重要です．そのために，骨盤と下肢に対して治療を行い足底接地と座面接地から安定を図る戦略（支持基底面からの戦略）と，頭部も含めた体幹に対する治療や感覚の統合（頭部を含めた体幹からの戦略）を行い，抗重力運動を保ちながら上半身質量中心を制御する戦略（複合的座位バランスへの戦略）を用います．

### 支持基底面からの戦略
#### ●足底と座面の感覚入力の促通　有効 ★☆☆

　座位において，上半身質量中心が後方化している場合は，足底や大腿後面前部に十分な荷重ができないことが多いです．また坐骨結節で荷重している場合でも個人差はあるものの左右差があります．さらに大腿骨大転子部への荷重は，股関節の機能に大

きく影響されます．支持基底面に接地している足底，大腿後面，坐骨結節，大腿骨大転子部に対して，感覚入力を促すために上方から圧迫を加え荷重させます．さらに足底においてはマット上で滑らせるように前後左右に動かします（図10-9, ▶10-2）．

● **下肢のストレッチ** 有効 ★★★

座位において骨盤を前傾させるためには，大殿筋とハムストリングスの伸張性が，また骨盤の左右傾斜をさせるために大殿筋や中殿筋の伸張性が重要になります．ストレッチは臥位ではなく座位のままで行います（図10-10）．

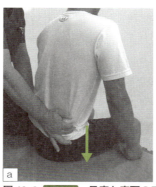
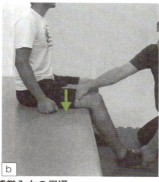
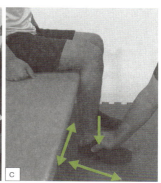

図 10-9 ▶10-2　足底と座面の感覚入力の促通
a：坐骨結節・大腿骨大転子部に圧刺激，b：大腿後面に圧刺激，c：足底に圧刺激

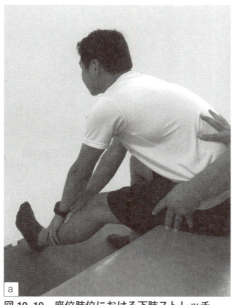
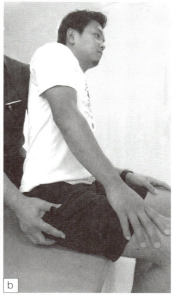

図 10-10　座位肢位における下肢ストレッチ
a：股関節伸筋ストレッチ．片脚を膝伸展位とし，大腿骨を固定し骨盤から前傾させ体幹前屈をする．b：中殿筋ストレッチ．大転子に手をかけ大腿骨を固定し，骨盤から対側に傾斜し体幹を側屈する．

▶10-2
（図10-9）

足底と座面の感覚入力の促通
https://igsmov.igaku-shoin.co.jp/undoukinokinou03835/1002
0:42

145

①座位で，片脚伸展位で体前屈をします．骨盤から前傾することが重要です．
②座位で患者の後方から大転子に手をかけ大腿骨を固定し，対象者は固定された対側へ骨盤を傾斜します．股関節屈曲位での外旋となり，内旋筋である中殿筋などが伸張されます．

### ● 下肢の筋力強化運動 技あり ★★☆

①端座位にて，膝に対し上方から抵抗をかけ踵を挙上する運動を行います．足関節底屈筋と股関節屈筋の強化につながります（図 10-11a, ▶10-3）．
②端座位にて，大腿後面にバスタオルをかけて挙上位から伸展運動に抵抗をかけます．特に大殿筋と大内転筋の強化につながります（図 10-11b, ▶10-3）．
③端座位にて，両側の上前腸骨棘にバスタオルをかけて後傾させ，前傾運動に抵抗をかけます．股関節屈筋の強化につながります（図 10-12a, ▶10-3）．
④端座位にて，腸骨稜にバスタオルをかけ側方傾斜させ，中間位に戻す抵抗運動の際は，股関節屈曲位における傾斜側股関節の内旋・外転筋や対側股関節の外旋・内転筋の強化につながります（図 10-12b, ▶10-3）．

### ● 尾骨支持による骨盤後傾の制御 技あり ★★☆

安楽座位において骨盤を後傾させると，坐骨と尾骨による3点支持ができ，適度なところで床反力を使い，姿勢保持ができます．尾骨での支持を促すために，座位で骨盤を中間位にし，腸骨を固定して仙骨後上部をゆっくりと押し，徒手で前傾を促します．対象者によっては硬くて動きが乏しい場合もありますが，ゆっくりと押すと前傾していく感じがわかります．治療後は後傾しようとしても尾骨が座面にあたり，後方

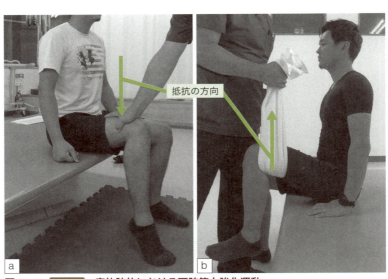

**図 10-11** ▶10-3　**座位肢位における下肢筋力強化運動**
a：股関節屈筋，足関節底屈筋，b：大殿筋，大内転筋
a，bともに5回運動とし，5回目は最大努力性収縮に近い抵抗をかける．

▶10-3
（図 10-11）
（図 10-12）

座位肢位における下肢筋力強化運動／骨盤運動による下肢筋力強化運動
https://igsmov.igaku-shoin.co.jp/undoukinokinou03835/1003
1:26

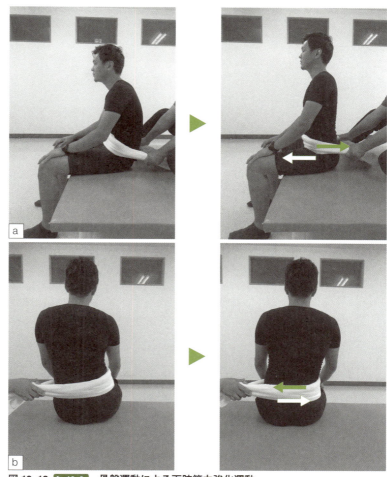

**図 10-12** ▶10-3　骨盤運動による下肢筋力強化運動
➡が治療者が引っ張る力の方向で，⇨が対象者が骨盤運動する方向．
a：骨盤前傾における抵抗運動（股関節屈曲），b：骨盤側方傾斜の立ち直りにおける抵抗運動（傾斜側股筋の内旋・外転筋，対側股関節の外旋・内転筋）

へ大きな変位ができなくなります（図 10-13，▶10-4）．この治療法は即時効果が得られますが，持続性に問題があり，機能向上のためには仙骨に起始をもつ腰部多裂筋，胸最長筋，腰腸肋筋の収縮による仙骨の前傾力向上が必要になります．また日常では，座位での作業時にタオルを丸めたものを坐骨の後ろに置き，尾骨があたりやすい状態で骨盤をサポートすることで，機能的座位を保ちやすく上肢機能の向上を助けます．合わない対象者もいますが，「座っているのが楽」という対象者も多いです（図 10-14）．

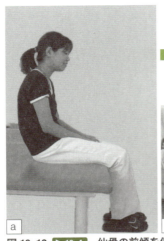
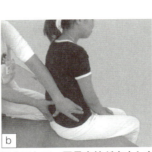
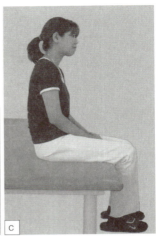

**図 10-13** ▶10-4　仙骨の前傾を促すことで，尾骨支持が向上した安楽座位
a：治療前安楽座位，b：仙骨の前傾を出す，c：治療後安楽座位
[藤井保貴：相対的回転リズムにおける不良座位姿勢に対するアプローチ．福井　勉（編）：新ブラッシュアップ理学療法－新たな技術を創造する臨床家 88 の挑戦．p296, ヒューマン・プレス, 2017 より引用・改変]

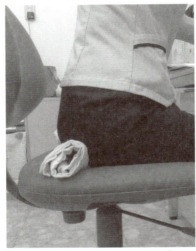
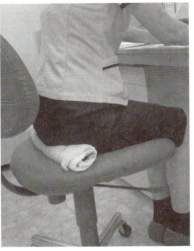

**図 10-14　尾骨支持による骨盤サポート**
タオルを丸めたものを坐骨の後ろに置き，尾骨が当たりやすい状態で骨盤をサポートする．

## 頭部も含めた体幹からの戦略
### ●呼吸力向上のためのアプローチ　技あり ★★

①呼吸の出入口である鼻と口へのアプローチとして，鼻尖と鼻翼を下方へ引っ張り，眼球の上方運動をしたあと，鼻尖を軽く下方へ引きながら吸気を促します．また側頭筋と咬筋のダイレクトストレッチ後に，下顎を軽く前方へ引き出し呼気を促します．座位が不安定な対象者では，呼吸が浅く，下顎に力が入り緊張している場合が

▶10-4
（図 10-13）

仙骨の前傾を促すことで，尾骨支持が向上した安楽座位
https://igsmov.igaku-shoin.co.jp/undoukinokinou03835/1004
1:17

148

多いためです．

②体幹下部の安定性向上のために腹横筋活動を高める方法として，円唇母音での呼気トレーニングが推奨されています[5]．円唇母音には「u」と「o」がありますが，「u」の場合は比較的胸郭の緊張が高まりやすい対象者も多いため，筆者は「o」の円唇母音を活用し，機能的座位を維持しながら，鼻から吸気して口を「Ho」の形で呼気トレーニングをします（図 10-15, ▶10-5）．

> **呼吸力改善にて座位が可能となった，強固な四肢拘縮を呈する症例**（図 10-16, ▶10-6 ▶10-7 ▶10-8）
>
> **症例紹介**：86 歳，女性．
>
> **診断名**：脳梗塞後遺症．酸素吸入，鼻腔栄養チューブありコミュニケーション困難，四肢屈曲拘縮著明．評価をすると強固な四肢拘縮に加え，頸部過伸展で下唇をかむように口を閉じて呼吸がかなり浅い状態だった．
>
> **介入**：換気向上のため，頸部過伸展を抑制しゆっくりと下顎の下制を行い開口させると呼気が起こった直後に，大きな吸気が起こり胸郭の拡張がみられ，呼吸が安定し換気が向上した▶10-6．呼吸が安定し換気が向上したことで，覚醒し開眼して声がけに応答するようになり，四肢の拘縮もゆるみ，端座位を試みると一時的ではあるが保持可能で，左手の自動運動もみられた▶10-7．施設内介護計画が見直され，覚醒したことで鼻腔栄養から胃ろうの造設となり，水分など一部経口摂取可能となった▶10-8．日中は車椅子で離床し，さらに介護職員と家族

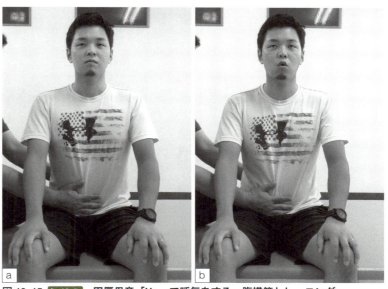

図 10-15 ▶10-5 円唇母音「Ho」で呼気をする，腹横筋トレーニング
a：鼻から吸気，b：円唇母音「Ho」で呼気

（図 10-15）

円唇母音「Ho」で呼気をする，腹横筋トレーニング
https://igsmov.igaku-shoin.co.jp/undoukinokinou03835/1005
0:25

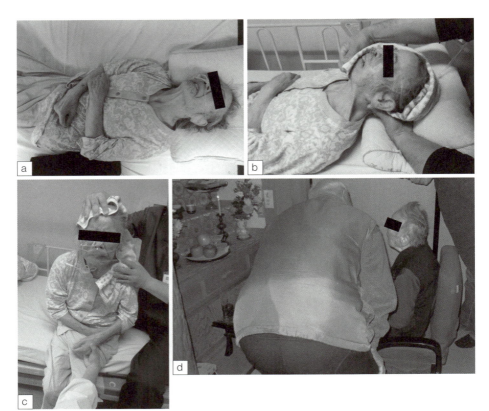

**図 10-16 呼吸力改善にて座位が可能になった一症例**
a：介入前．拘縮著明で寝たきり．b：介入．頸部・下顎のストレッチ ▶10-6 ，c：介入後座位可能 ▶10-7 ▶10-8 ，d：家族と介護職員の協力で一時帰宅できる．

の協力を得て，自宅へ外出し仏壇を拝むこともできた．本症例より，脳エネルギー代謝において，覚醒のためには多量の ATP が必要とされ，あらためて ATP 生成に不可欠な酸素摂取の必要性と，座位が可能になることで QOL の向上の可能性が広がることを感じることができた．

### ●体幹のストレッチング

①端座位において骨盤を固定し，自動運動で体幹を側屈しながらストレッチを行います．さらに胸椎および肋骨レベルで動きの乏しい部位を確認し，分節的な動きを出

▶10-6（図 10-16） 呼吸力改善にて座位が可能になった一症例（介入）
https://igsmov.igaku-shoin.co.jp/undoukinokinou03835/1006
0:32

▶10-7（図 10-16） 呼吸力改善にて座位が可能になった一症例（座位可能）
https://igsmov.igaku-shoin.co.jp/undoukinokinou03835/1007
0:59

▶10-8（図 10-16） 呼吸力改善にて座位が可能になった一症例（経口摂取）
https://igsmov.igaku-shoin.co.jp/undoukinokinou03835/1008
0:49

せるようにダイレクトストレッチなどを実施します．特に第5肋骨は腹直筋や外腹斜筋の最上部の停止部となり，小胸筋の最下部の起始部となっていることから動きが制限されることも多いです．

②側臥位で上方側の上肢を介助で水平外転させながら，同時に体幹を回旋させ，さらに水平外転した手を見るよう指示をして頸部の回旋も行います．主として，大胸筋のストレッチになりますが，手を見ることで対象者が自分の矢状面における重心線を越えて，後方の空間を認知できる効果があります（図10-17, ▶10-9）．

### ●体幹の筋力強化運動 ★★★

①端座位で骨盤対胸郭の相対的回転リズムによる制御力の向上を図り，バスタオルで骨盤を引っ張り，手で胸郭を押す抵抗を後左右の各方向で行います（図10-18, ▶10-10）．側方リーチの向上のためには傾斜した対側の体幹筋力が重要です[6]．

②大胸筋トレーニングとして，機能的座位で胸の前で合掌し，肘関節が屈曲約90°の位置で押し合います．大事なポイントは母指球同士で強く押すようにすることで，これにより大胸筋の収縮が大きくなります（図10-19）．

③多裂筋や棘筋のトレーニングとして，仰臥位にて対象者の両下肢を挙上して治療者の片膝の上に置き，ブリッジ運動をしてもらいます．大事なポイントは「お尻を上げたあと，首の付け根まで背骨を上げてください」という指示で行うことです．うまくできない対象者もいますが，「背骨を上げる」という指示によって，脊椎の安定に働く多裂筋や棘筋が優位に活動します（図10-20, ▶10-11）．

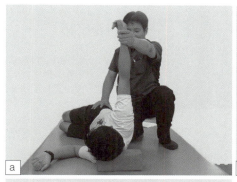
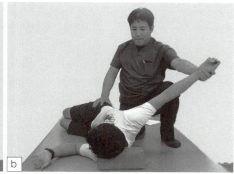

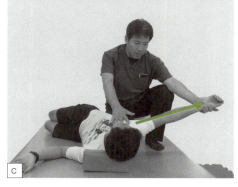

図10-17 ▶10-9 **大胸筋ストレッチと上部体幹回旋運動**
a：側臥位で開始する，b：手を持って水平外転し大胸筋ストレッチ，c：水平外転した手を見るよう指示し，ストレッチとともに後方の空間認知を促す．

▶10-9
（図10-17）  大胸筋ストレッチと上部体幹回旋運動
https://igsmov.igaku-shoin.co.jp/undoukinokinou03835/1009
0:19

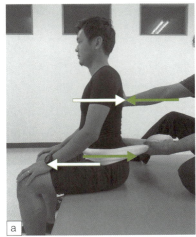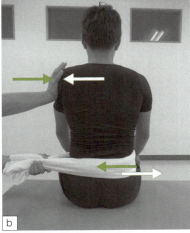

**図 10-18** ▶10-10 **骨盤と胸郭の相対的運動における筋力強化運動**
➡が治療者が抵抗をかける力の方向で，⇨が対象者が運動する力の方向．
a：骨盤前傾と胸椎伸展，b：骨盤傾斜と体幹対側側屈

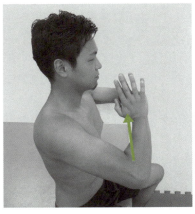

**図 10-19 大胸筋筋力強化運動**
母指球同士で強く押すようにすることで，大胸筋の収縮が大きくなる．

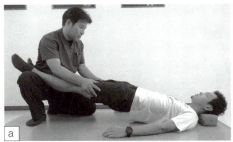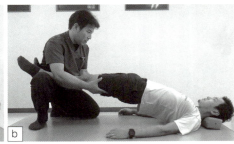

**図 10-20** ▶10-11 **指示の変化によるブリッジ運動の違い**
a：「お尻を上げてください」の指示によるブリッジ運動．b：「お尻を上げたあと，首の付け根まで背骨を上げてください」の指示によるブリッジ運動．「あいうえお」と発声することで呼吸を止めていないことを確認する．

---

▶10-10
（図 10-18）

骨盤と胸郭の相対的運動における筋力強化運動
https://igsmov.igaku-shoin.co.jp/undoukinokinou03835/1010
1:11

▶10-11
（図 10-20）

指示の変化によるブリッジ運動の違い
https://igsmov.igaku-shoin.co.jp/undoukinokinou03835/1011
0:38

④体幹下部トレーニングとして腹臥位で腹部の下にマットを敷き,股関節伸展運動を行いますが,抵抗は大腿部後内側にかけ同側の下腹部で支持するように促します(図10-21, ▶10-12).次にパピーポジション(肘支え上体起こし姿勢)となって前腕で支持しますが,できるだけ下腹部で体重支持をした状態から片方の上肢を挙上します.大事なポイントは,下腹部で支持しながら挙上した側の肩甲骨が内転・下制することですが,脊柱の伸展力が必要であり,L3を支点とした脊柱の伸展を促すと効果的です(図10-22, ▶10-12).

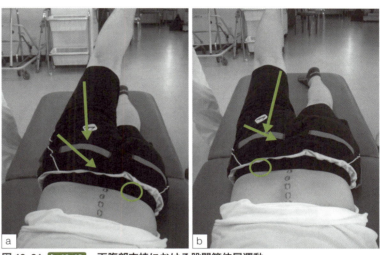

**図10-21** ▶10-12 **下腹部支持における股関節伸展運動**
a:大腿二頭筋や大殿筋上部線維優位における股関節外旋位挙上は,対側腹部で支持する.b:大内転筋や大殿筋下部線維優位における股関節内旋位挙上は,同側腹部で支持する.

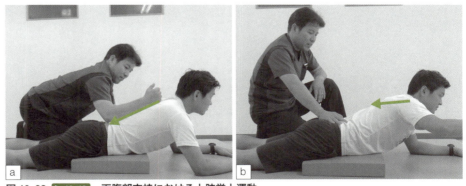

**図10-22** ▶10-12 **下腹部支持における上肢挙上運動**
a:L3を支点として脊柱伸展を促す.b:下腹部で支持して片側上肢を軽く挙上し,肩甲骨の内転・下制を促す.

▶10-12
(図10-21)
(図10-22)
下腹部支持における股関節伸展運動/下腹部支持における上肢挙上運動
https://igsmov.igaku-shoin.co.jp/undoukinokinou03835/1012
0:42

153

● **感覚と運動の協調トレーニング** 技あり ★★☆

**① 音情報による上半身質量中心制御運動**

　端座位で音情報をもとに，体幹の伸展運動をします．方法は対象者の T1〜3 の棘突起あたりを触り，「目を閉じて音がする所までこの部位を近づけてください」と指示を出し，坐骨結節を通る垂線より後方で軽く手を叩くなどの音情報を出し，自動運動で胸椎を手に合わせます（図 10-23, ▶10-13）．また，同じ方法にて肩峰を触り，音に合わせて肩峰を手に合わせることで，上半身質量中心を側方移動させる運動となります．日常の座位では，視覚情報に頼った前下方での作業などが多く，円背や頭位前突になりやすいため，後方から背部を伸展させるストレッチを行っても効果が出ない場合が多いためです．音情報による自動運動での体幹伸展運動や側方移動運動は自力での姿勢制御力を促す方法として有効です．

**② 眼球運動と座位姿勢**

　機能的座位で前方注視した際に，後傾している対象者に頭位を前傾位で押さえ，上を向くこと（眼球の上方運動）を 3 回繰り返します（図 10-8）．治療後，眼球の上方運動が可能になり，相対的に頭位が前傾し，胸郭が後傾し，骨盤が前傾しやすくなったことで座位姿勢が改善します．また「真上に右手を上げてください」の指示に対する上肢挙上の角度も変わり，三角筋の過剰な収縮もみられず「手が挙げやすい」との自覚があります．<u>眼球運動の影響で，姿勢制御における視覚情報と固有受容感覚の統合に不一致が起こることは頻繁にみられるため，注意する必要があります</u>[2]．

## 複合的座位バランスへの戦略

● **大転子を含む大腿骨支持における座位側方バランス練習** 一本 ★★★

　端座位にて体幹の側方傾斜を行い，坐骨結節を越え，大転子部から大腿骨骨幹部で支持するところまで上半身質量中心を移動させ，体幹の立ち直りとともにバランスを

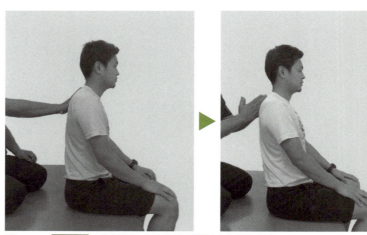

**図 10-23** ▶10-13　音情報による上半身質量中心制御運動
上位胸椎の触った部位を閉眼で音のする手のところへ運び合わせる．

▶10-13
（図 10-23）

音情報による上半身質量中心制御運動
https://igsmov.igaku-shoin.co.jp/undoukinokinou03835/1013
0:56

とり姿勢保持をします．対側の腰方形筋の収縮を促すことができます（図 10-24, ▶10-1）．
● **座位における相対的回転リズム体操** 技あり ★★

　端座位にて開脚位とし，膝関節の運動軸と足関節の運動軸を合わせ，体幹を脱力させながら前屈します．頭も下げて，上肢には力を入れず前屈位で保持してから，目を上げて，顔を上げて，体幹をゆっくり起こしながら，機能的座位となり頭位を正中位にします．上肢による姿勢制御の力を使わず，頭部，眼球，胸郭，骨盤，大腿，下腿，足部で相対的回転リズムを促すことで，上半身質量中心の安定化が図れます（図 10-25, ▶10-14）．

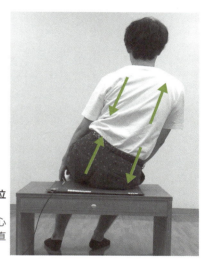

**図 10-24** ▶10-1 （⇒ 142 頁）　**大腿骨支持による座位側方バランス練習**
右大腿骨支持による床反力を受け，右体側では遠心性収縮，左体側では求心性収縮による体幹の立ち直りを促す．

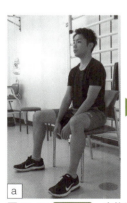 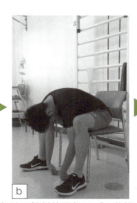 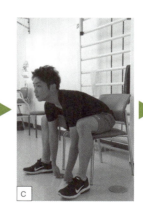 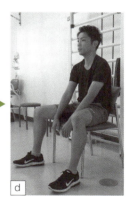

**図 10-25** ▶10-14　**座位における相対的回転リズム体操**
つま先と膝の向きを合わせた開脚座位となり（a），上半身と上肢の力を抜いて前屈し（b），目と顔を上げてから（c），上半身を起こし座位となる（d）．これを 3 回繰り返す．

▶10-14
（図 10-25）

座位における相対的回転リズム体操
https://igsmov.igaku-shoin.co.jp/undoukinokinou03835/1014
0:16

> **治療ポイント**
> 1. 視覚優位の姿勢制御に対し，固有受容感覚による姿勢制御を促す
> 2. 座面における股関節機能の向上と，体幹の筋力強化による制動力を促す
> 3. 呼吸力の向上を図り，体力の向上と体幹機能の向上を促す

> **エキスパートからのアドバイス**
> 座位の安定化のために体幹機能は重要であり，複雑な機能解剖を理解しましょう．そして体幹機能は呼吸力と大きな関係があることも知っておきましょう．

### 文献

1) 山口光圀，他：結果の出せる整形外科理学療法―運動連鎖から全身をみる．pp96-103, 136-141, メジカルビュー社，2009
2) 藤井保貴：相対的回転リズムにおける不良座位姿勢に対するアプローチ．福井　勉（編）：新ブラッシュアップ理学療法―新たな技術を創造する臨床家88の挑戦．pp292-296, ヒューマン・プレス，2017
3) 伊藤　陸，他：座位での股関節内旋・外旋角度変化が大臀筋上部線維，中臀筋前部線維，大腿筋膜張筋の筋電図積分値に及ぼす影響．理学療法科学 32：443-447, 2017
4) 伊藤　陸，他：座位での股関節内旋・外旋角度変化が大臀筋下部線維，縫工筋，股関節内転筋の筋電図積分値に及ぼす影響．関西理学療法 17：71-76, 2017
5) 布施陽子，他：母音発声と腹横筋活動との関連性．PTジャーナル 49：1055-1057, 2015
6) 松田雅弘，他：異なる骨盤肢位での端座位側方リーチ距離に座面圧中心移動距離が及ぼす影響と体幹機能との関連性．理学療法科学 32：899-903, 2017

# 11

## 腰を反ると痛い
### 伸展時の腰痛の改善

福井　勉

# 11

# 腰を反ると痛い
## 伸展時の腰痛の改善

## 「腰を反ると痛い」という症候

腰痛にはさまざまな症候があり，腰を反ったときに出現する腰痛も多いものです．立位で後屈運動を観察すると，いくつかの特徴をみつけられます．後屈運動は腰椎伸展と股関節伸展が大きい運動ですが，本症候を有する場合には，腰椎伸展が大きく，股関節伸展が小さくなります．この症候の代表疾患は「腰椎分離症」であり，腰を反ると痛く，L5 に生じることが多いです[1]．スポーツ選手では一般の青少年の約 3 倍の発生率であり，ストレス骨折と考えられ[2]，スポーツ障害(overuse syndrome)に分類されます．そのため疾患に関係する動作分析は重要です．成人以降は，臨床的には問題が大きくなることは少なく[3]，多くは保存療法の適応となります．また腰椎分離症の原因には，疲労骨折性の腰痛と，偽関節になった際の滑膜炎があります[4]．

## 機能解剖

腰椎の椎間関節には，伸展時に剪断応力が生じます(図 11-1)．伸展の大きい椎間関節には過剰な剪断応力や圧縮応力が加わります．過剰応力の繰り返し負荷は椎弓根の破断に至ると考えられます．また伸展動作に回旋が加わる場合も多いです．伸展時には pars interarticularis および facet に応力が集中する[4]とされ，反対側回旋時にも高い応力となります[5]．理学療法士としては，動作の影響を深く考察する必要があります．

## 機能破綻と構造破綻の関係性

スポーツ動作における腰椎分離症は，体幹伸展動作が繰り返される結果生じると考えられます．しかし体幹伸展動作は，スポーツ動作には必須です．なぜ腰椎分離症が生じてしまうのでしょうか．以下に，その例を挙げ考察してみましょう．

● サッカー

ボールキックの leg cocking 相(図 11-2)[6]では股関節最大伸展，膝屈曲によって，大

158

11 腰を反ると痛い　伸展時の腰痛の改善

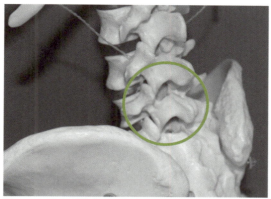

図 11-1　応力が集中する椎間関節
腰椎伸展が局所で生じることで椎間関節付近に応力が集中する．

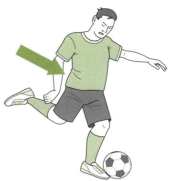

図 11-2　ボールキックの leg cocking 相
➡ は腰部右側への応力

腿四頭筋が最大伸張します．大腿直筋伸張性低下があるとこの相において骨盤前傾が大きくなり，腰椎が過剰に伸展され，さらに回旋が加わります．

● バレエ

アラベスク(図 11-3)など，下肢を後方に振り上げる際に股関節伸展制限があると，腰椎の過剰伸展が生じてしまいます．

● 水泳

水泳初級者では，キック泳を行うときに腰椎伸展角度を大きくする傾向があります[7]．また息継ぎの際，頭部を水面から水平に出しますが，この時に体幹伸展運動が胸椎で小さいと腰椎に過剰伸展が生じます．

● ゴルフ

ゴルフにおけるスイング時の負荷は，インパクトからフォローにかけての相であり[8]，右利き選手では左回旋時(図 11-4)に生じます．このとき，腰椎には coupling motion から，伸展，右側屈が同時に生じるために右側に疼痛を引き起こしやすいです．

上記のように腰椎の過剰伸展は L5 を中心に生じることが多いのですが，それは股関節伸展制限とのコンビネーションあるいは胸椎伸展制限とのコンビネーションで生

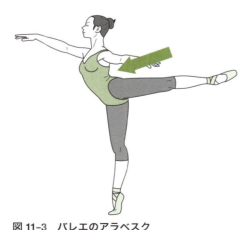

図 11-3　バレエのアラベスク
⬅ は腰部左側への応力

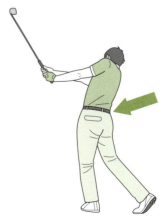

図 11-4　ゴルフスイング時の負荷
⬅ は腰部右側への応力

じることがほとんどです．すなわち，腰椎分離症は身体全体の伸展が要求される際に，局所の伸展が過剰に生じるために発症するといってもよいでしょう．上記の例でもあるように，水泳のバタフライのように左右両側が同時に伸展する場合と，サッカー，バレエのように片側股関節が屈曲位の場合があります．

## エキスパートのストラテジー
## どう評価するか？

### ●理学療法士として知るべき画像診断

単純X線45°斜位像において，腰椎を犬の姿に例えた際に頸の位置に分離（「テリアの首輪」といわれる典型像，図11-5）があります．X線画像（図11-6）の示す分離椎から過剰伸展高位を判断し，動作評価時のものと合わせます．専門的には脂肪抑制のSTIR-MRIあるいはT2脂肪抑制をみるとされています[4]．

### ●関節可動性評価

前述のとおり，股関節関節可動域，特に伸展制限，回旋制限については本疾患の重要な評価項目です．腸骨大腿靱帯，坐骨大腿靱帯，恥骨大腿靱帯などの短縮も同時に生じている場合が多くあります．坐骨大腿靱帯短縮では内転・内旋制限，恥骨大腿靱帯短縮では外転・外旋制限と同時に生じている場合があります．大腿直筋，大腿筋膜張筋，縫工筋，腸腰筋の筋緊張および筋長については評価が必要です．筋緊張が高くさらに筋短縮が認められれば治療対象と考えられます．

### ●疼痛評価

運動時痛，それも伸展時痛が圧倒的に多いです．伸展回旋時痛の場合には，腰椎の運動方向（伸展，側屈，回旋）を詳細に確認します．

### ●姿勢評価

静止立位では骨盤前傾位となります．上前腸骨棘と上後腸骨棘が水平面となす角度が，3横指以上前傾しているケースが多いです（図11-7, ▶11-1）．

### ●動きの評価

腹臥位で股関節伸展運動を評価します．腰椎分離症では股関節伸展時の腰椎伸展が

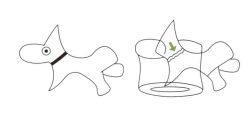

図11-5 テリアの首輪

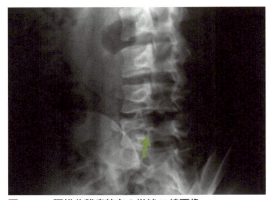

図11-6 腰椎分離症特有の単純X線画像

11 腰を反ると痛い　伸展時の腰痛の改善

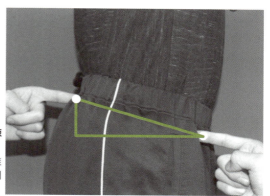

図11-7 ▶11-1　上前腸骨棘と上後腸骨棘を結ぶ線が水平面となす角度（静止立位）
標準は2〜3横指，上後腸骨棘が高い．腰椎分離症では，3横指以上高くなっている例が多い．

大きく生じる場合が多いです．腹圧低下や大殿筋力低下も重要な指標です[9]．

### ●座位での運動の評価

　回旋時の疼痛を訴える症例には，端座位から上半身質量中心を左前方に移動させると再現痛を得ることが多いです（図11-8，▶11-2）．この際の腰椎の運動は，伸展，左回旋，右側屈を呈します．本来回旋可動域の少ない腰椎で，いわばロックされた状態で右側椎間関節に負荷が大きくなると考えられます．右側脊柱起立筋の過剰収縮や短縮が生じていることが多いです．左側腰痛では逆に上半身質量中心を右前に移動させた際に疼痛が生じます．

### ●V字型バランス評価

　図11-9（▶11-3）のように，股関節および膝関節屈曲位の状態のまま殿部でバランスをとらせます．主に大腿前面筋と腹筋バランスを評価しますが，同時に上半身質量中心，下半身質量中心，および身体重心位置を評価します．腹筋のほうが弱いと上半身が倒れてしまい，そのバランスをとるために膝関節が伸展し大腿前面筋を過剰収縮させてしまいます（図11-10）．このポジションでの床反力作用点は接地する仙骨付近に位置します．床反力作用点を前後に移動させた際の上下半身の反応を詳細に観察します（図11-11）．腹筋のどの部分が収縮しているかを屈曲程度から判断します．L5腰椎分離症では，反対側に位置する腹筋下部収縮力が欠けることがよくみられます．腰椎下部で屈曲できない例（図11-12）では，胸椎で屈曲することが多く，僧帽筋上部線維を過剰収縮してバランスをとりがちです．これらの症例では，上半身のなかでも胸椎から屈曲する割合が大きくなって，同部の伸展制限をとることもあります．

### ●後屈運動での評価　最重要

　後屈運動は股関節伸展，腰椎伸展が大きく生じる運動です．後屈では，上前腸骨棘が上後腸骨棘に対して2横指以上高くなる骨盤後傾位が可能かを評価します（図11-13，▶11-4）．多くの腰椎分離症患者は，後屈運動時の骨盤後傾が不十分です．また後屈運動時に股関節伸展制限を補うために，早期に膝関節を屈曲する場合もあります．同時に，胸椎伸展が生じているかどうかについても評価します．伸展にさらに回旋が加

▶11-1
（図11-7）
上前腸骨棘と上後腸骨棘を結ぶ線が水平面となす角度（静止立位）
https://igsmov.igaku-shoin.co.jp/undoukinokinou03835/1101
0:37

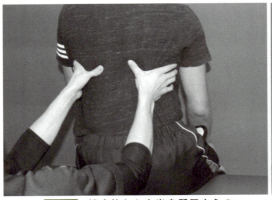
図11-8 ▶11-2 端座位から上半身質量中心の左前方への移動
座位において剣状突起高位(上半身質量中心)の左前方への移動は腰椎の伸展-右側屈-左回旋を生じさせ、右側椎間関節に圧縮、剪断応力を大きくする.

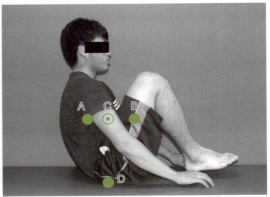
図11-9 ▶11-3 V字型バランス
A:上半身質量中心,B:下半身質量中心,C:身体重心,D:床反力作用点である.腰椎が屈曲しなくなると下肢を伸展するのは、このAがより左に移動する際に身体重心移動を小さくするためにBがより右に移動しようとする反応である.

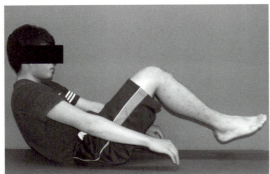
図11-10 腹筋弱化による大腿前面筋の過剰収縮
腹筋弱化があると上半身が倒れてしまい、そのバランスをとるために膝関節が伸展し大腿前面筋を過剰収縮させてしまう.

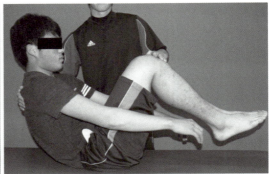
図11-11 骨盤を前後に揺らす
V字型バランスのまま、骨盤を前後に揺らして体幹と下肢の反応を観察する.

わると再現痛が得られ、疼痛が強くなる場合も多いです.この場合も、スポーツ動作との関連性についてよく評価します.該当動作の再現痛が得られるのであれば、その動作こそが本疾患の原因とも考えられるからです.

● 歩行の評価

歩行時に股関節伸展制限があると、立脚終期、前遊脚期時に特徴が現れやすいです.この時期の股関節伸展制限が腰椎過剰伸展と連動していないか観察します.また回旋制限が胸腰椎移行部への過剰回旋となる場合も多いです.これらの症例では、「骨盤

| ▶11-2 (図11-8) |  | 端座位から上半身質量中心の左前方への移動<br>https://igsmov.igaku-shoin.co.jp/undoukinokinou03835/1102<br>⏱ 0:32 🔊 | ▶11-3 (図11-9) |  | V字型バランス<br>https://igsmov.igaku-shoin.co.jp/undoukinokinou03835/1103<br>⏱ 1:03 🔊 |

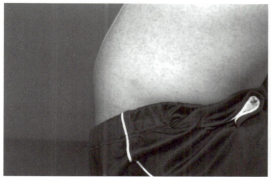

図11-12 腰椎下部での屈曲不全が生じている例

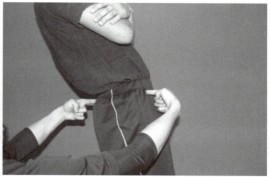

図11-13 ▶11-4 後屈運動時の骨盤後傾
上前腸骨棘が上後腸骨棘に対して2横指以上，高くなる必要がある．

を回して」歩いているような印象を受けます．

●皮膚運動の評価

　筆者が考案した皮膚運動の評価を紹介します．後屈運動時に腰椎後面の皮膚の皺を観察します．通常，腰椎伸展時には数本の皺が腰部後面に観察され（図11-14，▶11-5），疼痛部位と一致することが多いです．その場合，後述するテーピングを用いることによって身体全体の伸展可動域は拡大し，ほとんどの疼痛が消失します．

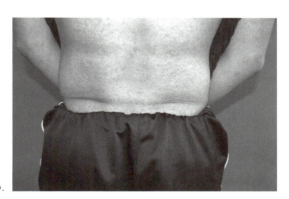

図11-14 ▶11-5 腰部後面の皺
腰椎分離症では皺の位置と疼痛部位が一致する．

▶11-4
(図11-13)

後屈運動時の骨盤後傾
https://igsmov.igaku-shoin.
co.jp/undoukinokinou03835
/1104
0:39

▶11-5
(図11-14)

腰部後面の皺
https://igsmov.igaku-shoin.
co.jp/undoukinokinou03835
/1105
0:23

> ✓ 評価ポイント
> 1. 後屈時の骨盤後傾角度を評価する
> 2. 腰部の皺と疼痛部位を観察する
> 3. 伸展痛か回旋痛かを評価する

> 💡 エキスパートからのアドバイス
> 後屈運動では，股関節伸展と腰椎伸展の割合の評価が重要です．

### エキスパートのストラテジー
## どう治療するか？

腰椎過剰伸展が生じない動作の獲得が最重要課題です．特に後屈動作や下肢の後方移動の際の股関節伸展運動と腰椎伸展運動のバランスのとれた動作獲得をめざします．

● **腸骨大腿靱帯ストレッチング** 抜あり ★★☆ （図11-15，▶11-6）

骨盤と大腿部を結ぶ本靱帯が伸張されないままであると股関節伸展−骨盤後傾が生じにくいです．しかしこのストレッチングで重要なのは，股関節伸展時に腰椎伸展を伴わないようにすることです．股関節伸展制限に加えて外転・外旋制限を伴う際には恥骨大腿靱帯，内転・内旋制限を伴う場合には坐骨大腿靱帯の短縮の可能性も考えます．

● **殿部坐骨結節前方移動** 抜あり ★★☆ （図11-16，▶11-7）

座位で坐骨結節の殿部軟部組織の前方への滑りを確認します．殿溝から上部の皮膚

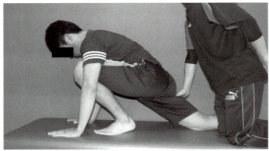

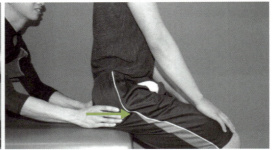

**図11-15** ▶11-6 **腸骨大腿靱帯ストレッチング**
両下肢を最大限に前後移動させ，腰椎伸展が生じないように必ず両手をつかせる．また後方下肢のつま先は立てないようにする．殿溝を下方もしくは斜め前方へ押して伸張させるが，患者本人の伸張感を確認しながら徐々に下方に移動させる．おおむね10秒程度で十分である．

**図11-16** ▶11-7 **殿部坐骨結節前方移動**
殿溝より上部だけを座面につける浅い端座位をとらせる．足は床につけさせる．この状態から殿部を前方へ押す，抵抗で戻ってきたら再び押すという滑り運動を数十回行い，滑走を促す方法である．

▶11-6 （図11-15） 腸骨大腿靱帯ストレッチング
https://igsmov.igaku-shoin.co.jp/undoukinokinou03835/1106
1:23

▶11-7 （図11-16） 殿部坐骨結節前方移動
https://igsmov.igaku-shoin.co.jp/undoukinokinou03835/1107
1:27

を上方へ移動させるために行います．この動作を繰り返すことで股関節伸展運動が大きくなります．逆に坐骨結節前方滑りが小さいと，股関節伸展制限が生じます．股関節伸展制限が殿部軟部組織で生じている例です．

### ● 腹筋群強化　本効 ★☆☆　(図11-17)

Sit-up のように腹筋収縮時に注意すべき点は，大腿前面筋過剰収縮を生じさせないようにすることです．どうしても大腿前面筋緊張が強い場合には，台に下腿を乗せ緊張を取り除いた状態で腹筋運動を行わせます．特に腰椎下部での屈曲運動ができているかについて，矢状面での評価を行います．左回旋時疼痛の際には，さらに右背筋の柔軟性と右外腹斜筋と左内腹斜筋のエクササイズを追加します．

### ● 皮膚テーピング　ー本 ★★★

前述の評価で確認した，腰部伸展時に皺と疼痛部位が一致する箇所を挟むようにテーピングを施します．患者に前屈位になってもらい，疼痛部位より上方からテープを疼痛部位に近づけるように下方向へ貼付します．この際に<u>テープと皮膚の間に剪断力が生じるように，上から下に流すように貼付することが重要です</u>（▶11-8）．同様に，下方から上方向へ疼痛部位を挟むように貼付します．この両テープは疼痛部位にある腰椎伸展制限をさせるものです（図11-18，▶11-9）．次に，股関節伸展を促すテーピングを行います（図11-19）．殿溝より下部を下方向へ貼付します．先ほど貼付している疼痛部位に向かう殿部のテープは同時に股関節伸展に寄与します．

上記の結果でもまだ疼痛が残存している場合には，胸椎伸展を促すこともあります．脊柱全体のカーブをよく観察しながら伸展制限が大きい部位を評価し，該当部位の伸展を促すようにテープを貼付します．最も伸展制限が大きい領域の皮膚を上下に伸張します（図11-20）．上記は，皮膚の運動特性を利用した方法です．「運動時に皺が形成される部位から，皮膚は離れていく」という挙動特性を利用したものです[10]．

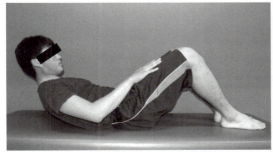

**図11-17　Sit-up**
大腿前面筋に強く筋収縮が生じないように注意する．両手で大腿前面を触診させておくとわかりやすい．腹筋収縮力が弱いとこの運動時に大腿前面筋収縮が強すぎることが多い．

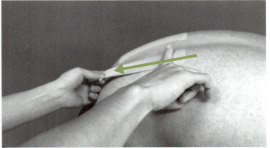

**図11-18　▶11-9　腰椎伸展抑制・股関節伸展・胸椎伸展のためのテーピング**
疼痛のある部位を確かめ，前屈位をとらせる．上部および下部から疼痛部に向かう方向のテープを貼付する．下方からのテープは示していないが，殿部中央から上部に向かう．

▶11-8　皮膚テーピング
https://igsmov.igaku-shoin.co.jp/undoukinokinou03835/1108
1:27

▶11-9（図11-18）　腰椎伸展抑制・股関節伸展・胸椎伸展のためのテーピング
https://igsmov.igaku-shoin.co.jp/undoukinokinou03835/1109
1:56

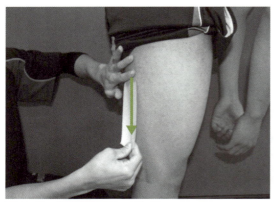
図11-19 股関節伸展テーピング
前屈位のままで殿溝の下方から下方向へ誘導する．

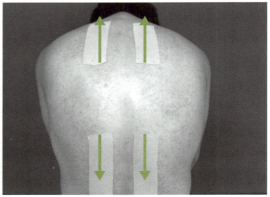
図11-20 胸椎伸展テーピング
胸椎伸展が不十分な場合は，胸椎屈曲時の彎曲の最も大きい部位を上下に広げる方向にテープを貼付する．

　治療後の再評価はすべての項目で行うことを勧めますが，特に立位後屈動作を分析し，骨盤が十分に後傾できているかどうかを確認しましょう．

> ⊙ 治療ポイント
> 1. 股関節伸展運動増大を図る
> 2. 腹筋群強化を行う
> 3. 大腿前面筋を使用させない運動学習を行う

> 💡エキスパートからのアドバイス
> 疼痛軽減ができれば，運動学習も行いやすくなります．

### 文献

1) 安田和則：スポーツ傷害．松野丈夫，他（総編集），馬場久敏，他（編）：標準整形外科学，第12版．pp892-904，医学書院，2014
2) 馬場久敏：胸椎，腰椎．松野丈夫，他（総編集），馬場久敏，他（編）：標準整形外科学，第12版．pp547-598，医学書院，2014
3) 西良浩一，他：脊椎—分離症の保存的・観血的治療．Orthopaedics 22：23-32，2009
4) 西良浩一：腰椎のスポーツ傷害の画像診断．MED REHABIL 149：77-85，2012
5) 西良浩一，他：脊椎の疲労骨折—腰椎分離症．臨スポーツ医 27：411-421，2010
6) Brophy RH, et al：Lower extremity muscle activation and alignment during the soccer instep and side-foot kicks. J Orthop Sports Phys Ther 37：260-268, 2007
7) 三瀬貴生，他：キック泳における腰部伸展角度解析．臨スポーツ医 25：51-55，2008
8) 東野恒作，他：ゴルフ障害の予防と治療—ゴルフにおける腰痛の治療．臨スポーツ医 33：252-255，2016
9) Page P, et al：Assessment and Treatment of Muscle Imbalance. pp77-92, Human Kinetics, Champaign, 2010
10) 福井　勉：皮膚テーピング—皮膚運動学の臨床応用．運動と医学の出版社，2014

# 索引

## 欧文

### A
ACL　76
antagonist　76
Anterior drawer テスト　79

### C
cam 変形 FAI　5
CKC　76
Craig テスト　19

### D・E
Drop jump landing　83
Early cocking phase を意識した体幹
　のセルフ・ストレッチ　69

### F
FADIR テスト　19
FAI
　——, cam 変形　5
　——, pincer 変形　5
Follow through phase を意識した体幹
　のセルフ・ストレッチ　70

### I・J
impingement　2, 5
Jerk テスト　79

### L
Lachman テスト　79
Late cocking phase を意識した体幹の
　セルフ・ストレッチ　69
Leaf spring exercise　85
Leg extension　84
Leg press　87
Leg reach　87
Lunge exercise　87

### M・N
Measuring worm exercise　85
N テスト　79
Nordic hamstring　85

### O
Ober テスト　20
OKC　76

### P・R
pincer 変形 FAI　5
Pivot shift テスト　79
Pivot turn　87
RLLR　87

### S
Star excursion balance テスト　87
sway　16

——, 骨盤側方　16
synergist　76

### V
V 字型バランス評価　161
Valgus stress テスト　81
visual analogue scale　6, 7

## 和文

### あ
アキレス腱　124
アキレス腱炎　126
足踏み動作の評価　128
圧縮応力　158
安楽座位　138

### い
痛み・違和感が増強・緩和する方向
　の評価　129
インソール　130, 131, 133
インナーユニット　104, 110
　—— エクササイズ法　118

### う・え
動きの評価　160
エクササイズ　117
円回内筋　44
エンドフィール　20

### お
凹凸の法則　11
オーバーヘッドスポーツ　60
音情報による上半身質量中心制御
　運動　154

### か
回旋不安定性テスト　79
外転運動パターンの評価　20, 25
外反ストレステスト　81
外閉鎖筋の収縮　12
下肢
　—— の筋力強化運動　146
　—— のストレッチ　145
下肢協調運動　7, 8
下肢挙上時の骨盤回旋評価　110
荷重応答期　124
過剰応力　158
画像診断　160
滑走障害　34
可動性　4, 63
　——, 肩甲骨の　63
　——, 股関節の　4, 8

　——, 体幹の　63
　——, 腰椎の　9
下部体幹の他動的ストレッチ　69
感覚と運動の協調トレーニング
　　　　　154
眼球運動と座位姿勢　154
寛骨臼　17
関節運動を伴った筋収縮　119
関節可動域　20, 50, 96
関節可動域運動　84
関節可動域評価　39, 82, 143, 160
関節唇損傷の評価　19
関節包内運動　11

### き
機械的圧迫　34
拮抗筋　76
機能的座位　138, 143
キャットバック　139
臼蓋形成不全　17, 18
胸郭出口症候群　35
胸郭の回旋ストレッチング　57
共同筋　76
胸部・腹部のトップ方向　108
棘下筋　53
筋緊張評価　38
筋スパズム　4, 9, 10
筋力　53, 64
筋力評価　53, 82, 143
　——, 棘下筋の　53
　——, 肩甲下筋の　53
　——, 肩甲骨周囲筋群の　53
　——, 前鋸筋の　53
　——, 僧帽筋上部線維と下部線維の
　　　　　53

### け
頸椎自動運動　39
頸椎伸展動作　37
頸椎椎間関節の離開　41
頸部アライメント　6
頸部への介入　11
結帯動作　62
結髪動作　62
肩関節　60
肩甲下筋　53
肩甲胸郭関節の評価　51
肩甲骨周囲筋群　53
　—— の筋力強化　56

167

肩甲骨–体幹の協調運動　71
肩甲上腕関節の評価　50
腱板筋群の筋力強化　55

**こ**

コアスタビリティ　6, 13
後屈運動　158
　── での評価　161
後傾姿勢　77
高所へのリーチ動作　61
後方不安定性, 座位の　137
絞扼障害　34
高齢者　92
股関節
　── の可動性　4, 8
　── のリラクゼーション　24
股関節運動パターン　16
股関節外転運動パターン　24, 25
股関節屈曲運動　2, 8
股関節症　17, 18
股関節内転　20, 25
呼吸評価　111, 138
呼吸力向上のためのアプローチ
　　　　　148
骨支持力の評価　139
骨盤　16
骨盤運動　16
骨盤回転運動　23, 26
骨盤傾斜運動　71
骨盤前傾運動　99
骨盤側方 sway　16
骨盤底筋群　113
　── のアシスト　110, 111
骨盤並進運動　26
骨盤ベルト　116
ゴルフ　159

**さ**

座位　136
　──, 不安定な　136
　── での運動の評価　161
　── での骨盤回転運動　26
　── における相対的回転リズム
　　体操　155
再建手術, ACL の　84
サッカー　158
産後女性　104

**し**

支持基底面　144
姿勢制御　136
姿勢制御能力の評価　82
姿勢の評価　38, 96, 107, 160

膝関節
　── のアライメントの評価　94
　── の不安定性検査　79
膝関節痛　92
膝関節内旋可動域の改善　98
膝前十字靱帯　76
膝痛　92
しびれ　40
斜角筋症候群　34
尺骨神経　35
尺側手根屈筋　44
斜後方不安定性, 座位の　137
手関節自動運動評価　40
手関節周囲筋の緊張緩和　44
手術歴の確認　138
出産　104, 105
障害局所の評価　127
小胸筋のストレッチング　56
症候　16
上半身質量中心　144
女性アスリート　76
神経絞扼部位　34
神経の圧迫　34
深呼吸による胸郭のセルフ・スト
　レッチ　69

**す**

水泳　159
スクワット　83
ストレッチ　43, 131
ストレッチング　41
スポーツ障害　158
スポーツ動作　37

**せ**

脊柱のしなり　107
咳による腹部評価　112
セラバンド®歩行　119
セルフ・ストレッチ
　──, Early cocking phase を意識
　　した体幹の　69
　──, Follow through phase を意識
　　した体幹の　70
　──, Late cocking phase を意識した
　　体幹の　69
　──, 深呼吸による胸郭の　69
前鋸筋　53, 54
前股関節症　17
仙骨誘導　111
剪断応力　158
前方 impingement テスト　5
前方剪断力　76

前方引き出しテスト　79
前方不安定性　48
　──, 座位の　137

**そ**

僧帽筋上部線維　53
足底筋膜　124
足底筋膜炎　126
足底と座面の感覚入力の促通　144
足部アーチ
　── の低下　125
　── の評価　96
足部回内　125, 126
足部構造　126
足部のアーチ機能の改善　99
側方不安定性, 座位の　137

**た**

ターゲットとなる筋　110
体幹　52, 60
　── の介助運動　70
　── の筋力強化運動　151
　── のストレッチング　150
　── の他動的ストレッチ　69
体幹可動性　63
体幹後傾テスト　82
大胸筋緊張抑制下の自動運動　55
大腿骨寛骨臼　2, 5
大腿骨頭　17
大腿骨の前捻の評価　19
大腿四頭筋　76
大転子を含む大腿骨支持における
　　座位側方バランス練習　154
タオルギャザー　130
タオル座位　116
タオルストレッチポール　118
タオル挿入座位　118
脱臼　48
多裂筋　110
　── のアシスト　111
多裂筋 vs. 骨盤底筋群の機能の評価
　　　　　111

**ち**

中間位での背屈可動域の改善　98
中枢神経系　34
中殿筋後部線維の収縮　12
超音波画像による視覚的フィード
　バック　116
超音波画像評価　112
腸脛靱帯, 大腿筋膜張筋の硬さの
　評価　20
腸骨大腿靱帯ストレッチング　164

腸腰筋の収縮　12
調理動作　37

**て**
テーピング　130
手をつく動作　37
殿部坐骨結節前方移動　164

**と**
投球動作　37
動作の影響　158
動作バリエーション　16
動作分析　127
疼痛　19, 40, 92, 94
　── の評価　19, 109, 160
　── を起こしている組織の伸張
　　　　　　　　　　　　　98
頭部・胸郭・骨盤の位置関係　107

**な**
内反筋・足部内在筋・股関節外旋筋
　エクササイズ　132
内反モーメント　93

**に**
日常生活　37
乳房　108
尿失禁　104
妊娠　105
妊娠期　104

**は**
ハムストリングス　76

パルマーサイン　94
バレエ　159

**ひ**
尾骨支持による骨盤後傾の制御
　　　　　　　　　　　　　146
膝くずれ　76
皮膚運動の評価　163
皮膚テーピング　165

**ふ**
不安定性
　──, 肩関節の　48
　──, 股関節の　3
不安定性テスト　96
フィンガーサイン　94
腹圧性尿失禁　104
腹横筋　110
　── のアシスト　110
　── の評価　113
腹横筋 vs. 骨盤底筋群の機能の評価
　　　　　　　　　　　　　110
腹筋群強化　165
ブラジャー操作　116
分娩　104, 105
分娩様式　107

**へ**
変形性股関節症　16
変形性膝関節症　76, 93

**ほ**
膀胱形状　113
歩行時痛　124
歩行の評価　97, 128, 162

**ま・め・も**
末梢神経系　34
メカニカルストレス　126
目-ロ-肛門の開閉運動　118
問診　50

**や・ゆ・よ**
野球　60, 62
指先　34
腰椎
　── の可動性　9
　── の分節運動　12
腰椎分離症　158
腰痛　104, 158
四つ這い位　139

**ら・り**
ラケットを握る動作　37
立位
　── での股関節内外転運動パター
　　ンの評価　22
　── での骨頭の滑り込み運動　27
　── での骨頭の滑り込み誘導　26
　── での皮膚誘導　27
立脚終期　124
リラクゼーション　41